Ingrid Gerhard, Annette Kerckhoff

Wechseljahresbeschwerden

Was tun bei ...

Wechseljahres-beschwerden

Ingrid Gerhard
Annette Kerckhoff

KVC | VERLAG

KVC Verlag | NATUR UND MEDIZIN e. V.
Am Deimelsberg 36, 45276 Essen
Tel.: (0201) 56305 70, Fax: (0201) 56305 60
www.kvc-verlag.de

Gerhard, Ingrid; Kerckhoff, Annette
Wechseljahresbeschwerden

Wichtiger Hinweis: Für Angaben über Dosierungsanweisungen und Applikationsformen kann vom Verlag keine Gewähr übernommen werden. Jede Dosierung oder Applikation erfolgt auf eigene Gefahr des Benutzers. Geschützte Warennamen (Warenzeichen) werden nicht besonders kenntlich gemacht.

ISBN 978-3-945150-91-7

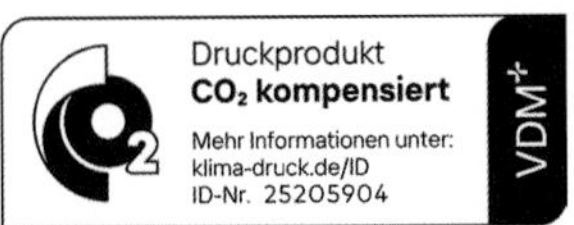

Umschlaggestaltung: eye-d Designbüro, Essen
Druck: Union Betriebs-GmbH, Rheinbach

Inhalt

Die Behandlung der vorübergehenden Beschwerden

Die Behandlung von Beschwerden des Älterwerdens

Einleitung

Im Jahr 2002 war eine der wichtigsten Meldungen der Medizinforschung, dass eine groß angelegte Studie der Women's Health Initiative (WHI-Studie) vorzeitig abgebrochen wurde. In der Untersuchung wurde überprüft, ob Hormongaben bei Frauen zwischen 50 und 79 Jahren das Risiko von Herzinfarkten und Schlaganfällen sowie von Osteoporose vermindern können. Im Laufe der Studie erkrankten mehr Studienteilnehmerinnen, die Hormone erhielten, an Embolien, Herzinfarkten und Schlaganfällen als erwartet. Auch Brustkrebs trat häufiger auf, so dass sich schließlich ein Fortführen der Studie aus ethischen Gründen nicht mehr verantworten ließ.

Damit war es auch mit der bis dahin selbstverständlichen Hormontherapie gegen Wechseljahresbeschwerden vorbei. Mehr noch: Hormone schienen, wenn sie auch Wechseljahresbeschwerden linderten, so gravierende Nebenwirkungen zu haben, dass ihr Einsatz per se in Frage gestellt werden musste.

Im Jahr 2016, also 14 Jahre später, wendete sich das Blatt erneut. Nach Einwänden gegen die radikale Kehrtwende, neuen Auswertungen und Langzeitbeobachtungen fordern gynäkologische Fachgesellschaften zur Behandlung von Wechseljahresbeschwerden nun eine Rehabilitierung der Hormontherapie. Allerdings sind sich die Experten darüber einig, dass die Bedingungen und Voraussetzungen strenger sein sollten:

- Die Beschwerden müssen gravierend sein.
- Andere Maßnahmen greifen nicht.
- Die Hormoneinnahme ist keine Dauertherapie, denn bei der herkömmlichen Hormontherapie kann ein gesundheitliches Restrisiko nicht ausgeschlossen werden.

Unabhängig von den Risiken und Nebenwirkungen einer Hormontherapie ist auch die Frage wichtig, wie Wechseljahresbeschwerden erklärt und dann entsprechend behandelt werden. Denn zum einen ist die hormonelle Veränderung in den Wechseljahren Teil eines natürlichen Prozesses, den es zu begleiten gilt, der jedoch nicht an sich krankhaft ist. Zum anderen muss nicht jedes Symptom, das bei Frauen um die 50 auftritt, mit dem Absinken des Östrogenspiegels bzw. den Schwankungen des Hormonspiegels zusammenhängen. Manche „Zipperlein“, die eine Frau jetzt bemerkt, sind vielleicht dem Älterwerden geschuldet? Oder der Trauer um den Verlust der Jugend? Es ist auch vorstellbar, dass durch die hormonelle Umstellung und die teils großen hormonellen Schwankungen eine körperliche und seelische „Empfindlichkeit“ entsteht, die alles etwas größer und schlimmer erscheinen lässt.

In unserem Buch bemühen wir uns um eine Annäherung an das Thema Wechseljahre – eine Zeit des Übergangs, der Veränderung, des Annehmens und Lernens. Vermutlich sind die meisten Beschwerden, die Sie während dieser Zeit verspüren, durch die Maßnahmen zu lindern, die wir Ihnen vorstellen. Unser Anliegen ist es, Ihnen den Wechsel leichter zu machen und die Lebensqualität zu verbessern.

Die Wechseljahre sind keine Krankheit, aber für manche Frauen können die Beschwerden ein so unerträgliches Ausmaß annehmen, dass der Gang zum Frauenarzt/ der Frauenärztin sinnvoll und notwendig ist. Auch wenn Sie unsicher sind, sollten Sie einen Arzt zu Rate ziehen. Gut informierte Frauenärztinnen oder -ärzte werden zunächst Maßnahmen zur Linderung empfehlen und verordnen, die langfristig und ohne Nebenwirkungen helfen. Dazu zählen Veränderungen des Lebensstils ebenso wie Anwendungen der Naturheilkunde und Komplementärmedizin. Die gute Nachricht ist: Allein die Regulation des Lebensstils kann schon sehr viel bewirken. Zudem gibt es eine ganze Menge an sanften Möglichkeiten, den Übergang zu begleiten oder gezielt Beschwerden zu behandeln, z. B. pflanzliche Arzneimittel, bioidentische Hormone und vieles mehr.

* * *

Wie ist dieses Buch aufgebaut? Zunächst möchten wir einen kurzen Einblick in das komplexe Regelwerk des menschlichen Hormonsystems geben, damit Sie verstehen, wie der ganz normale, also „physiologische“ Ablauf in den Wechseljahren aussieht, warum es zu bestimmten vorübergehenden Beschwerden kommt, aber auch, wie sich Ihr Körper mit den Wechseljahren langsam auf eine neue Lebensphase einstimmt. Wir unterscheiden hier in **vorübergehende** und **anhaltende** Beschwerden. Die vorübergehenden

Beschwerden werden durch die hormonellen Schwankungen im Laufe der Wechseljahre verursacht, die anhaltenden Beschwerden ergeben sich aus dem natürlichen Alterungsprozess.
Nach den häufigsten Beschwerden und der konventionellen Therapie stellen wir im nächsten Kapitel Maßnahmen des Lebensstils vor, die ab dem Zeitpunkt der Wechseljahre besonders sinnvoll sind und die wir grundsätzlich allen Frauen empfehlen möchten. Sie dienen dem Wohlbefinden, der Fitness, nicht zuletzt der Schönheit, beugen gesundheitlichen Risiken vor und können zudem auch dazu beitragen, die häufigsten Wechseljahresbeschwerden zu lindern. Ein kleiner „12-Punkte-Plan“ soll die Umsetzung erleichtern.
Abschließend finden Sie bewährte Empfehlungen zur gezielten Behandlung der häufigsten Symptome – sowohl der vorübergehenden wie auch der anhaltenden. Die Pflanzenheilkunde und Naturheilkunde stehen hier im Vordergrund.
Welche der vorgeschlagenen Maßnahmen für Sie „passt“, können Sie nur selber herausfinden. Haben Sie etwas Geduld, wenn Sie sie ausprobieren, aber wechseln Sie auch die Strategie,

wenn etwas gar nicht hilft. Gerade in „hormonell bewegten Zeiten“ kommen die unterschiedlichen Typen von Frauen besonders zum Tragen: Jede Frau ist anders. Jeder Frau tut etwas anderes gut.

Es lohnt sich also, gerade in diesem entscheidenden Lebensabschnitt in sich hineinzuhören, vielleicht verschiedene Maßnahmen auszuprobieren und zu prüfen, ob sie das Wohlbefinden verbessern.

Dabei wünschen wir Ihnen viel Erfolg, vor allem aber auch immer mehr von genau der Gelassenheit, die viele Frauen auszeichnet, die die Wechseljahre hinter sich gebracht haben.

Bereits an dieser Stelle möchten wir Sie auf die Internetseite netzwerk-frauengesundheit.com von Ingrid Gerhard hinweisen, auf der Sie viele weitere Informationen finden – auch zu zahlreichen anderen Themen der Frauengesundheit.

Grundlagen: Die Hormone

„Man sieht die Blumen welken und die Blätter fallen, aber man sieht auch Früchte reifen und neue Knospen keimen. Das Leben gehört den Lebendigen, und wer lebt, muss auf Wechsel gefasst sein.“ (Goethe)

Funktion der Hormone

Botenstoffe

Hormone sind Botenstoffe, die in den zahlreichen Hormondrüsen gebildet und ins Blut abgegeben werden. Sie spielen für fast alle Vorgänge im Körper eine außerordentlich wichtige Rolle. Während Nervenimpulse in Windeseile über die Nervenbahnen weitergeleitet werden, werden Informationen durch Hormone etwas langsamer über das Blut zu ihrem Zielort gebracht. Dort angekommen, beeinflussen sie Funktion und Stoffwechsel des Organes bereits in sehr geringer Konzentration.

So steuern z. B. Geschlechtshormone den Haarwuchs, das Schilddrüsenhormon die Körpertemperatur, das Nebennierenhormon den Herzschlag, die Hirnanhangsdrüse (Hypophyse) beeinflusst andere Hormondrüsen usw.

Der hormonelle Regelkreis

In einem komplexen System sind die verschiedenen Hormondrüsen hierarchisch geordnet: Der **Hypothalamus**, eine kleine Struktur in der Mitte des Gehirns, ist für die Regulation verschiedensten Überlebensfunktionen zuständig und eine Schaltzentrale für Hormone. Er regt die Hormonausschüttung der Hirnanhangsdrüse (**Hypophyse**) an. Die in der Hypophyse gebildeten Hormone wirken dann auf die **Eierstöcke** und regen hier die Ausschüttung von Hormonen an. Die von den Eierstöcken produzierten Hormone gelangen ins Blut und von dort zurück zum Gehirn. Dort wird ihr Spiegel vom Hypothalamus registriert und entsprechend die Hypophyse in der Produktion ihrer Hormone gedrosselt oder angeregt.
Stark vereinfacht wird das in der Abbildung auf der nächsten Seite gezeigt.
Das Ganze ist ein komplexer Regelkreis – ein physiologischer Kreislauf, der sich selbst reguliert: Gibt es zu viele Hormone, wird die Produktion heruntergefahren. Gibt es zu wenige Hormone, wird sie hochgefahren.

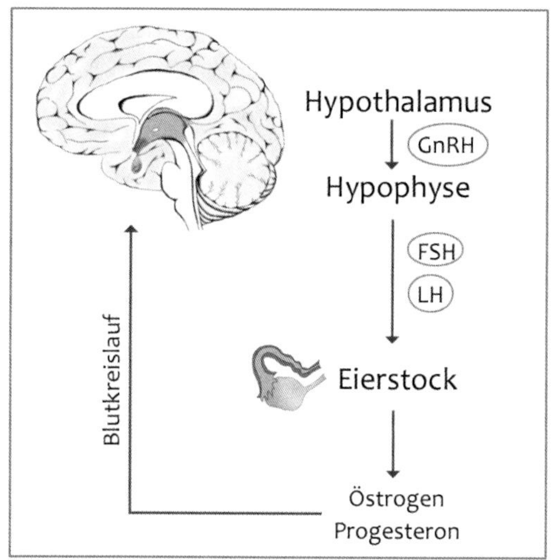

Der hormonelle Regelkreis

Hormone und ihre Rezeptoren

Zurück zur Wirkungsweise der Hormone: Sie werden von den Hormondrüsen ins Blut abgegeben, um über die Blutbahn das Zielorgan zu erreichen. Damit sie dort aktiv werden können, gibt es an der Zielzelle so genannte Rezeptoren. Ein Rezeptor ist mit einem Schloss vergleichbar, in den das Hormon wie ein Schlüssel hineinpasst.

Durch eine Bindung von Rezeptor und Hormon wird der Rezeptor aktiviert, und, um im Bild zu bleiben, die Tür geöffnet: Das Hormon beeinflusst den Zellstoffwechsel.

Der weibliche Monatszyklus

Nach der Beschreibung von Wirkung und Aufgaben der Hormone werfen wir noch einen kurzen Blick auf den Monatszyklus vor den Wechseljahren.

Der weibliche Monatszyklus beginnt mit dem 1. Tag der Menstruation und endet mit dem letzten Tag vor der nächsten Blutung. Er hat eine durchschnittliche Länge von 28 Tagen mit dem Eisprung etwa in der Mitte. Im Eierstock bildet sich in dieser Zyklusphase ein Eibläschen (Follikel), in dem das Ei unter dem Einfluss des follikelstimulierenden Hormons (FSH) anschließend heranreift. Als Follikel wird die Eizelle selbst samt einiger umgebender Zellschichten verstanden. Hier im Follikel wie auch im Eierstock wird das Hormon Östrogen produziert, durch das die oberste Schicht der Gebärmutterschleimhaut nach dem Ende der Monatsblutung wiederaufgebaut wird.

„Östrogen“ ist ein Überbegriff für zahlreiche weibliche Geschlechtshormone, darunter z. B. Östradiol, Östron und Östriol.

7–21 Tage nach dem ersten Blutungstag hat der Östrogenspiegel im Blut eine Konzentration erreicht, die dazu führt, dass eine „Rückmeldung“ an die übergeordnete Hormondrüse, die Hirnanhangsdrüse, erfolgt. Hier wird nunmehr das luteinisierende Hormon (LH) produziert, das den Eisprung auslöst.

In der nun anschließenden Zyklusphase tritt ein anderes Hormon in den Vordergrund: das Progesteron oder Gelbkörperhormon, gebildet im Follikel. Der Follikel verändert sich nach dem Eisprung und wird dann als Gelbkörper bezeichnet.

Das Progesteron hat die Aufgabe, die Gebärmutter optimal auf eine mögliche Schwangerschaft vorzubereiten. Bleibt eine Schwangerschaft aus, bildet sich der Gelbkörper zurück. Die Progesteronbildung und -konzentration gehen zurück.

Es sind also vor allem zwei Geschlechtshormone, die im Monatszyklus der Frau eine Rolle spielen: Östrogen und Progesteron.

Die Geschlechtshormone

Östrogene und Progesteron beeinflussen die Bildung der Eizellen und den Aufbau der Gebärmutterschleimhaut. Im Fall einer Schwangerschaft steuern Hormone die Versorgung des Kindes im Mutterleib und den Geburtsvorgang. Östrogen und Progesteron balancieren sich gegenseitig aus. In den Wechseljahren ist vor allem ein Ungleichgewicht der beiden Hormone problematisch.

Östrogene

Natürliche Östrogene werden in den Eierstöcken im wachsenden Eibläschen und während einer Schwangerschaft im Mutterkuchen (Plazenta) produziert. Ihre Aufgaben sind z. B.:

- Entwicklung weiblicher Geschlechtsmerkmale in fast allen Lebensphasen
- Bildung von Kollagen → Struktur, Feuchtigkeit und Geschmeidigkeit von Haut und Schleimhaut
- Verbesserung der Elastizität der Blutgefäße → Stärkung von Herz und Kreislauf

- Steigerung der Durchblutung und Zelldurchlässigkeit
- Anregung der Eiweißbildung und der Wassereinlagerung
- Senkung der Körpertemperatur
- Verbesserung des Fettstoffwechsels durch Erhöhung des „guten" HDL-Cholesterins
- Förderung des Einbaus von Kalzium in die Knochen

Durch eine Verbindung mit übergeordneten Hormondrüsen wie der Hirnanhangsdrüse (Hypophyse) und dem Hypothalamus besteht eine grundlegende Verbindung zum vegetativen Nervensystem: Östrogene setzten andere Hormone frei, die einen Einfluss auf Gemüt und sexuelles Verhalten haben.
Funktion und Aufgabe der Östrogene erklären auch Beschwerden, die in den Wechseljahren erstmals auftreten können, also z. B. Herz-Kreislaufbeschwerden, trockene Haut etc.

Problematisch ist gerade in der Übergangszeit weniger der absolute Mangel an Östrogenen, sondern vielmehr, dass der Hormonabfall teils großen Schwankungen unterworfen ist.

Progesteron

Progesteron zählt zu der Gruppe der Gestagene und wird bei Frauen in der zweiten Zyklushälfte im Gelbkörper des Eierstocks gebildet. Im Zusammenspiel mit den Östrogenen ist das Progesteron nahezu an allen weiblichen Reproduktionsvorgängen beteiligt. Progesteron spielt auch für die Knochenbildung eine wichtige Rolle. Ausgeglichene Mengen von Östrogen und Progesteron haben aber noch viel weitergehende Wirkungen: Sie sorgen dafür, dass die Botenstoffe (Neurotransmitter) im Gehirn, vor allem Serotonin, Dopamin und GABA, unsere Emotionen, unsere Körpertemperatur und unseren Blutdruck im Gleichgewicht halten. Progesteron ist übrigens auch erforderlich für die Bildung des „Stresshormons" Kortison. Wenn man stark unter Stress steht, wird viel Progesteron verbraucht – und fehlt dann an anderer Stelle im Körper.

Progesteron ist ein natürlicher Gegenspieler der Östrogene. Es beeinflusst unser Denken und unsere Stimmung, hat eine ausgleichende und schlaffördernde Wirkung. Progesteron fördert die Wasserausscheidung, hemmt den Knochenabbau und soll sogar die Faltenbildung verhindern. Ein Untergewicht an Progesteron bedeutet gleichzeitig ein Östrogenübergewicht. Dies kann zu Beschwerden führen.

Testosteron

Testosteron ist das wichtigste männliche Geschlechtshormon (Androgen). Es wird auch bei Frauen in geringen Mengen in den Eierstöcken und der Nebennierenrinde produziert. Testosteron steigert die Lust der Frau (Libido), erhöht die Muskelmasse und senkt das Cholesterin im Blut. Ein Überschuss an Testosteron führt bei der Frau zur mehr oder weniger starken Ausbildung männlicher Geschlechtsmerkmale. Während der Wechseljahre kann ein Überschuss an Testosteron zu der Ausbildung eines Damenbärtchens führen.

Weitere interessante Hormone

Zwei weitere Hormone sind im Zusammenhang mit den Wechseljahren interessant: das follikelstimulierende Hormon (FSH) und das weniger bekannte Anti-Müller-Hormon. Sie gehören

nicht zu den Geschlechtshormonen, sind aber erwähnenswert, da Frauenärzte/innen sie bestimmen, um einen Eindruck von der hormonellen Situation zu bekommen.
Das FSH wird in der Hypophyse gebildet, es beeinflusst die Produktion der Geschlechtshormone. Die Schwankungen bei der Produktion der Geschlechtshormone haben auch einen Einfluss auf die Hormone in der Hypophyse, die – wie wir im vorigen Kapitel gesehen haben – durch Rückkopplungsmechanismen in enger Verbindung mit den Geschlechtshormonen stehen. Die Produktion von FSH steigt in den Wechseljahren wie nie sonst, vermutlich als Gegenregulation zu dem allmählichen Hormonabfall in den Eierstöcken. Ein erhöhter Spiegel von FSH im Blut dient als Hinweis auf die Wechseljahre. Erst gegen Ende der Wechseljahre, etwa im Alter zwischen 60 und 70 Jahren, stellt die Hypophyse dieses vergebliche Bemühen langsam aber sicher ein. FSH bleibt aber immer höher als bei jungen Frauen.
Das Anti-Müller-Hormon (AMH) gibt Hinweise auf den Hormonstatus und die so genannte ovarielle Reserve, d. h. die noch reifungsfähigen Eizellen. Da es im Verlauf des Zyklus relativ stabil

bleibt, kann man durch eine einmalige Messung Rückschlüsse auf den möglichen Zeitpunkt der Menopause ziehen. Benannt ist das Hormon nach seinem Entdecker Johannes Peter Müller.

Hormone und Nerven

Hormonsystem und Nervensystem sind die beiden großen Regulationszentren im menschlichen Körper und eng miteinander verbunden. Das vegetative Nervensystem, auch unwillkürliches oder autonomes Nervensystem genannt, steuert alle Vorgänge im Körper, die nicht dem Willen unterworfen sind: die Atmung, die Verdauung, den Kreislauf, die Körpertemperatur, die Hautdurchblutung etc.

In den Wechseljahren kommt es vermehrt zu so genannten „neurovegetativen“ Symptomen: Hitzewallungen, Hautrötungen, Schweißausbrüche, Kreislaufsensationen wie Herzrasen, Schlaflosigkeit usw. Das hat etwas damit zu tun, dass die weiblichen Geschlechtshormone im Gehirn an Steuerungsvorgängen für Körpertemperatur und Kreislauf beteiligt sind.

Hinzu kommt der enge Zusammenhang von Hormonsystem und Psyche, die in Wechselwirkung zueinanderstehen. Auf der einen Seite können die hormonellen Schwankungen zu psychischen Symptomen führen. So können auch psychische Veränderungen wie Energieverlust, Konzentrationsschwäche, Reizbarkeit, Stimmungslabilität und Depressionen Beschwerden in den Wechseljahren sein.
Gleichzeitig besteht dieser Zusammenhang auch umgekehrt: Die Psyche – die allgemeine psychische Verfassung, der Umgang mit dem Alterungsprozess und den hormonellen Veränderungen – hat einen Einfluss auf das Auftreten von Symptomen in den Wechseljahren. Eine negative psychische Befindlichkeit kann die Beschwerden noch verstärken.
Wir sehen: Hormone, vegetatives Nervensystem und Psyche beeinflussen sich gegenseitig. Im Gegenzug bedeutet dies für die Selbstbehandlung ganz allgemein:
- Das Wahrnehmen und Verändern von Gedankenmustern kann Nervensystem und Hormonsystem positiv beeinflussen. Hierbei kann man sich Unterstützung suchen, einer Gruppe

anschließen oder seelische „Altlasten“ in einer Therapie aufarbeiten.
– Insbesondere Meditations- und Atemübungen beruhigen das vegetative Nervensystem und führen zu mehr Entspannung.
– Bewegung baut Stress ab.

Geschlechtshormone, Schilddrüse und Nebenniere

Schließlich stehen die Geschlechtshormone auch in einem engen Wechselspiel mit anderen Hormondrüsen. Beispielhaft genannt seien die Schilddrüse und die Nebenniere. So hat die Schilddrüse einen wichtigen Einfluss auf den Monatszyklus, Fruchtbarkeit, Einnistung und Schwangerschaft.
Bereits leichte Funktionsstörungen der Schilddrüse können Störungen im Hormonhaushalt nach sich ziehen. Im Gegenzug können die für die Wechseljahre typischen Veränderungen auch einen Einfluss auf die Schilddrüsenfunktion haben und beispielsweise eine Schilddrüsenunterfunktion begünstigen. Schließlich muss

angemerkt werden, dass typische Wechseljahresbeschwerden den Symptomen einer Schilddrüsenerkrankung ähneln können, sei es einer Unterfunktion (Gewichtszunahme, Frieren, Müdigkeit), einer Überfunktion (Unruhe, Schlafstörungen, Herzbeschwerden) oder Entzündungen und Autoimmunerkrankungen der Schilddrüse.

Eine zweite wichtige Hormondrüse ist die Nebenniere. Sie produziert in der Rinde u. a. Cortisol, Aldosteron und DHEA, im inneren Teil Adrenalin und Noradrenalin. Dabei handelt es sich u. a. um Hormone, die bei Stress vermehrt ausgeschüttet werden. DHEA (Dehydroepiandrosteron) ist eine Ausgangssubstanz für Testosteron und Östrogen. Daher können einige Symptome der Wechseljahre auch im Zusammenhang mit einem DHEA-Mangel stehen.

Die Menopause

Die Wechseljahre werden medizinisch als Klimakterium bezeichnet. Gemeint sind damit die Jahre vor und nach der letzten Monatsblutung (Menopause) – ein allmählicher Übergang. Dieser Wechsel geht mit einer Reihe tiefgreifender hormoneller Veränderungen einher, die spürbare Folgen haben können. Wie bereits erwähnt, sinken die Hormonpegel nicht kontinuierlich, sondern sind Schwankungen unterworfen.
In der Regel beginnen die Wechseljahre im Alter zwischen 40 und 50 Jahren. Üblich ist eine Einteilung in drei Abschnitte: Prä-, Peri- und Postmenopause:

1. **Prämenopause:** In den Jahren vor der letzten Monatsblutung (Prämenopause) wird der Monatszyklus instabiler, er kann länger oder kürzer sein, die Blutung stärker oder schwächer. Trotz dieser Unregelmäßigkeiten besteht nach wie vor die Möglichkeit einer Schwangerschaft, wenn auch mit abnehmender Wahrscheinlichkeit.

2. **Perimenopause:** Etwa zwischen dem 50. und 55. Lebensjahr findet die letzte Monatsblutung (Menopause) statt. Follikelwachstum, Eisprung und Gelbkörperbildung sind dann nicht mehr möglich.
3. **Postmenopause:** Die Jahre nach der letzten Regelblutung werden als Postmenopause bezeichnet. Die Hormonschwankungen nehmen langsam ab, die Haut wird spürbar trockener, und die Knochendichte nimmt ab. Hitzewallungen und andere Beschwerden können noch lange weiterbestehen.

Entstehung der Wechseljahre

Nachlassen der Eierstockfunktion

Der Vorrat an Eianlagen schwindet von der ersten Blutung, bei der ein Mädchen noch 300.000 Eianlagen besitzt, kontinuierlich. Mit 40 Jahren sind es nur noch 4.000 bis 8.000 Eianlagen – dies erklärt, warum es im fortgeschrittenen Alter oft nicht einfach ist, schwanger zu werden.

Auf der anderen Seite herrscht gerade in der Prämenopause ein gewisses Chaos, da die Zyklusdauer erheblich schwanken kann. Dies bedeutet für Frauen, die bislang aufgrund eines regelmäßigen Menstruationszyklus lediglich in Zeiten vor und um den Eisprung verhütet haben, umzudenken und konsequent die ganze Zeit zu verhüten.

Hormonelle Schwankungen

Zunächst geht die Progesteronproduktion der Eierstöcke zurück, die Abstände zwischen den Perioden verkürzen sich. Kommt es in dieser Phase zu einer Schwangerschaft, sind Fehlgeburten durch einen Progesteronmangel häufig. Die Hirnanhangsdrüsenhormone werden verstärkt ausgeschüttet, um die Eierstöcke zur weiteren Arbeit zu motivieren, was zu höheren Östrogenwerten führen kann. Dieses Ungleichgewicht zwischen höherem Östrogen und niedrigerem Progesteron bewirkt bei vielen Frauen bereits die ersten Wechseljahresbeschwerden.
Phasen von praktischer Beschwerdefreiheit und einigermaßen regelmäßigen Zyklen wechseln sich mit Phasen psychischer Labilität, Schlafstörungen, Hitzewallungen und verkürzten oder verlängerten Zyklen und Periodenblutungen ab.

Bei Blutungen nach der Menopause sollte immer der Frauenarzt aufgesucht werden.

„Künstliche" (scheinbare) Wechseljahre

Auch durch operative Eingriffe (z. B. OP an den Eierstöcken, Gebärmutterentfernung, Sterilisation), eine Chemotherapie oder eine Antihormontherapie (Tamoxifen oder Aromatasehemmer) kann es zu scheinbaren oder künstlichen Wechseljahren kommen.

Die häufigsten Beschwerden

Vorübergehend oder von Dauer?

Man geht allgemein davon aus, dass etwa ein Drittel der Frauen die Wechseljahre ohne Beschwerden erlebt, ein Drittel leichte Beschwerden verspürt und ein weiteres Drittel starke Beschwerden hat, welche die Lebensqualität stark beeinträchtigen. In den letzten Jahren konnte beobachtet werden, dass tendenziell mehr und früher über Beschwerden geklagt wird.

Die Ausführungen über die Veränderungen im Hormonhaushalt machen deutlich: Manche Beschwerden werden durch die Schwankungen im Hormonhaushalt während der Übergangszeit verursacht. Ein typisches Beispiel sind Hitzewallungen, die für einige Jahre auftreten können, dann aber meist wieder verschwinden.
Andere Beschwerden sind nicht im engeren Sinne als „Wechseljahresbeschwerden" zu bezeichnen, da sie durch die grundsätzliche Veränderung der hormonellen Situation im Alterungsprozess verursacht werden und anhalten. Genau genommen handelt es sich also um Altersbeschwerden, die durch die Veränderung des Hormonhaushaltes bestimmt sind und daher ihren Anfang in den Wechseljahren nehmen.
Ein typisches Beispiel für anhaltende Beschwerden ist die Austrocknung der Schleimhäute. Auch die Osteoporose ist nicht auf die Zeit der Wechseljahre beschränkt – leider. In solchen Fällen lohnt es sich, den Lebensstil zu überdenken und bereits mit Beginn der Wechseljahre Maßnahmen zu ergreifen, die Beschwerden vorbeugen oder lindern und auch langfristig eingesetzt werden können.

Vorübergehende Beschwerden der Wechseljahre

Gynäkologische Symptome: PMS und Zyklusstörungen

In der Prämenopause, im Alter zwischen 40 und 50 also, finden sich viele Frauen in einer hormonellen Situation wieder, die durch ein Untergewicht von Progesteron gekennzeichnet ist. Durch den gesunkenen Progesteronspiegel entsteht ein relativer Östrogenüberschuss (in der Fachwelt auch „Östrogendominanz" genannt). Dieser Überschuss bzw. das fehlende Gleichgewicht kann zu prämenstruellen Beschwerden führen, z. B. zu Schweregefühl im Körper und Wassereinlagerungen, die wiederum zu höherem Blutdruck führen können. Die betroffenen Frauen klagen über Gewichtsprobleme und nächtliche Wadenkrämpfe, die nur schwer auf Magnesiumtherapien ansprechen.

Daneben kann es zu verkürzten Zyklen, verstärkten, unregelmäßigen Blutungen, Venenproblemen, manchmal auch zu Myomen oder Zysten kommen.

Übrigens: Ein Östrogenüberschuss kann auch durch Übergewicht begünstigt werden, da im Fettgewebe Vorstufen von Hormonen in Östrogene umgewandelt werden können – auch dann, wenn die Eierstöcke keine Östrogene mehr produzieren. Es ist also immer ratsam, Übergewicht abzubauen, um Wechseljahresbeschwerden zu mildern. Auch durch eine falsche Zusammensetzung des Mikrobioms im Darm kann ein Östrogenüberschuss entstehen, weil zu viele Östrogenabbauprodukte nicht ausgeschieden, sondern „recycled" werden. Aus diesem Grund ist es immer wichtig, auf die Ernährung zu achten.
Außerdem: Stress ist **der** Progesteronkiller.

Stimmungsschwankungen und Reizbarkeit

Auch seelisch beobachten Patientinnen in dieser Phase der Prämenopause Beschwerden wie vor der Periode: Sie leiden unter Stimmungsschwankungen, sind nervös, reizbar bis aggressiv. Sie sind antriebsschwach, depressiv verstimmt, bekommen Angst bei den geringsten Anlässen, sind schnell aus dem Gleichgewicht zu bringen und haben nicht mehr die Ruhe und Stärke wie früher, um in schwierigen Situationen die richtige Entscheidung zu treffen
In den Leitlinien, das sind die Handlungsanleitungen für die Ärzte, werden diese Beschwerden

im Gegensatz zu den Hitzewallungen als „nicht konsistent“, also nicht durchgängig vorhanden, beschrieben und spielen entsprechend kaum eine Rolle. Wir als Autorinnen sehen das etwas anders: Bestehen Beschwerden, dann sollten sie auch behandelt werden, unabhängig davon, ob sie von ärztlicher Seite ernst genommen werden oder nicht. Denn der subjektive Leidensdruck bleibt ja.

Schon in der Einleitung haben wir angesprochen, dass es vermutlich in der Zeit der Wechseljahre zu einer **generellen Überempfindlichkeit** kommt, durch die alles ein bisschen beschwerlicher erscheint. Das ist anstrengend für die betroffenen Frauen, aber auch für ihr Umfeld. Genau deshalb gilt: Sorgen Sie für einen psychischen Schutz, der sich sehr gut durch verschiedene Maßnahmen, z. B. Ernährung, Bewegung und Meditation, aufbauen lässt.

Hitzewallungen

Nähern Frauen sich dem Ende des Zyklusgeschehens (Perimenopause), können Hitzewallungen, Schwitzen, Hautrötungen und Nachtschweiß, Herzklopfen, Kreislaufprobleme, Kopfschmerzen, Trockenheit von Haut und Schleimhäuten

hinzukommen – Beschwerden, die durch ein Untergewicht vom Östrogen verursacht werden. Diese Beschwerden können starken Schwankungen unterworfen sein.
Unter vorübergehenden, mehr oder weniger starken Hitzewallungen leiden etwa zwei Drittel aller Frauen. Viele berichten über ein wiederkehrendes, ausgesprochen unangenehmes Hitzeempfinden, störendes Schwitzen, fleckige Hautrötungen, Frösteln und reichlichen Nachtschweiß. Man geht davon aus, dass durch den Östrogenabfall das Regulationszentrum für Körpertemperatur im Hypothalamus gestört wird. Es reagiert empfindlicher auf normale Schwankungen und führt dadurch zu unangemessenen Hitzewallungen.
Erfahrungsgemäß lassen diese Hitzewallungen mit der Zeit nach, bei vielen Frauen verschwinden sie mit dem Ende der Wechseljahre ganz.

Schlafstörungen

Viele Frauen leiden in den Wechseljahren unter Schlafstörungen. Insbesondere wenn nächtliche Hitzewallungen auftreten, ist der Schlaf gestört, aber auch Frauen, die keine Hitzewallungen haben, berichten davon, dass der Schlaf leichter wird, sie nicht einschlafen oder früh wieder aufwachen und dann keine Ruhe finden. Woran das genau liegt, lässt sich nicht sagen, denn nicht selten gibt es in dieser Phase auch andere Dinge, die einen beschäftigen: Die Kinder gehen aus dem Haus, die Beziehung muss neu stabilisiert werden, die ersten schweren Krankheiten melden sich im Freundeskreis, die Eltern werden alt, die Lebensträume werden auf den Prüfstand gestellt.

Es ist wichtig, aktiv zu werden, denn anhaltende Schlafstörungen rauben Energie und können zu Erschöpfung führen, die wiederum Depression, Nervosität und Reizbarkeit fördert. Ein Teufelskreis, dem es zu entkommen gilt.

Anhaltende Beschwerden des Älterwerdens

Hat sich die hormonelle Situation nach der Menopause eingespielt, lassen die stark schwankenden Beschwerden des Übergangs nach. Gleichzeitig muss man nun akzeptieren und damit umgehen lernen, dass die hormonelle Situation sich verändert hat – und zwar dauerhaft. Es geht also darum, die daraus entstehenden Symptome abzupuffern und auszugleichen. Deshalb schlagen wir Ihnen auch gerade im Hinblick auf die hier genannten Beschwerden Elemente der Lebensstilveränderung vor, die Sie dauerhaft in den Tagesablauf integrieren können.

Knochenabbau

Östrogen ist ein wichtiger Faktor für den Knochenaufbau. Entsprechend ist nach den Wechseljahren das Risiko für die Entstehung einer Osteoporose höher – höher als zuvor und höher als bei Männern.

Osteoporose ist weit verbreitet und daher ein ernstzunehmendes Problem: Sie ist die häufigste Knochenerkrankung im Alter. Die Weltgesundheitsorganisation (WHO) zählt sie sogar zu den zehn wichtigsten Volkskrankheiten. Nach Angaben des Kuratoriums Knochengesundheit sind in Deutschland 26 % der Bevölkerung über 50 Jahren von Osteoporose betroffen, insgesamt 7,8 Millionen Menschen: 6,5 Millionen Frauen und 1,3 Millionen Männer.[1]

---

[1] Quelle: www.osteoporose.org

Bei der Osteoporose kommt es zu einem Verlust bzw. einer Verminderung von Knochensubstanz und -struktur. Insbesondere die Feinstruktur oder „Mikroarchitektur" des Knochengewebes verschlechtert sich. Die Folge ist eine vermehrte Knochenbrüchigkeit.
Generell kann man die Osteoporose in zwei Stadien unterteilen:

- Im ersten Stadium, das als „präklinische" Osteoporose bezeichnet werden kann, ist ein erhöhter Knochenabbau festzustellen, es ist aber *noch nicht* zu Knochenbrüchen gekommen.
- Im zweiten Stadium, der „manifesten Osteoporose" kommt es zu Knochenbrüchen schon bei geringen Anlässen.

Häufig bleibt eine Osteoporose lange unerkannt, und die Knochen werden immer poröser. Erst wenn es dann zu einem Knochenbruch kommt, wird die Osteoporose deutlich. So ist es von großer Bedeutung, gerade bei dieser Erkrankung – und gerade von Frauen, die sich vor oder in den Wechseljahren befinden – vorzubeugen.

M. Elies, E. Krüger, A. Kerckhoff: Osteoporose. Essen: KVC 2019

Trockenheit von Haut und Schleimhäuten

Auch die Trockenheit von Haut und Schleimhäuten ist ein Problem, das durch die Wechseljahre begünstigt wird und mit dem viele Frauen umgehen müssen. Dabei kann es sich um die Trockenheit der Haut, aber auch der Augen, der Mund- oder Scheidenschleimhaut handeln.

Durch die hormonelle Veränderung wird die Schleimhaut empfindlicher, trockener, dünner und anfälliger für Infektionen, da sie ihre Barrierefunktion verliert bzw. diese reduziert wird. Es kann zu Mundschleimhautentzündungen und trockenen Augen kommen.

Eine zu trockene Scheidenschleimhaut kann zu Schmerzen beim Geschlechtsverkehr, zu feinen Einrissen, Jucken oder Brennen führen. Daneben werden Blasenentzündungen begünstigt.

Die Trockenheit kann, muss aber keinen Einfluss auf die Libido haben. Manche Frauen sind froh, sich nicht mehr mit dem Thema Verhütung befassen zu müssen und genießen die Sexualität umso mehr, auch wenn sie jetzt etwas mehr Sorgfalt und Fürsorge walten lassen müssen.

Unabhängig von der Sexualität ist die Pflege der Scheidenschleimhaut in und nach den Wechseljahren sinnvoll.

Herz-Kreislaufbeschwerden

Östrogen schützt vor Herz-Kreislauferkrankungen wie der Koronaren Herzkrankheit (KHK). Während bei Männern die Gefährdung für eine KHK bereits ab dem 45. Lebensjahr steigt, sind Frauen bis zur Menopause durch das Östrogen besser geschützt. Danach aber steigt auch bei ihnen das Risiko an.
Folgende Risikofaktoren kann man selbst durch den Lebensstil beeinflussen: Bluthochdruck, Fettstoffwechsel, Diabetes, Rauchen, Übergewicht, Bewegungsmangel, Stress und psychosoziale Faktoren.

Gerade bei Frauen ist auf die enge Verbindung von seelischem Stress und Herz-Kreislauferkrankungen hinzuweisen. Es gibt ein eigenes Krankheitsbild, von dem vor allem Frauen zwischen 50 und 80 Jahren betroffen sind: das Broken Heart Syndrome. Hierbei verengen sich die Herzkranzgefäße durch eine starke Ausschüttung von Stresshormonen extrem. Auslöser sind starke psychische Belastungen wie Trauer und Verluste.

Nachgedanken

Am Ende dieses Teiles ist es uns wichtig, ein paar Überlegungen zu den kulturellen und seelischen Aspekten der Wechseljahre anzustellen.

Wie wir den Wechsel bewerten

Verschiedene Studien weisen darauf hin, dass die innere Einstellung von Frauen gegenüber den Wechseljahren und dem Älterwerden einen deutlichen Einfluss auf das Ausmaß und die Bewältigung der Beschwerden hat.
Wie eine positive und gelassene Sicht der Wechseljahre aussehen kann, hat Sibylle Gassner besonders schön formuliert. Wir dürfen freundlicherweise das folgende Gedicht abdrucken:

Wechseljahre – ein Gedicht
Ach, kommt Mädels, rauft euch nicht die Haare,
halb so wild die Wechseljahre.
Wenn ich vor etwas mich nicht grause,
dann ist es diese Menopause.
Freut euch, dass wir nicht mehr bluten.
Wir sind noch lange keine alten Puten.
Wir umtüdeln nicht mehr Dritte,

sondern finden mehr zu unserer Mitte.
Fröhlich, weise, klug und witzig,
sind wir, zugegeben, manchmal hitzig.
Seht doch bitte mal mit Stolz und nicht entgeistert,
was wir geschaffen und gemeistert.
Tut doch nicht, als ob das gar nichts wäre,
der Spagat zwischen Kindern, Küche und Karriere.
Zollt dem endlich mal Respekt,
mit jeder Hitzewelle, die euch weckt.
Schließt die Augen und stellt euch vor,
euch wärmt ein ganzer Engelschor.
Da wir vergessen haben uns zu loben,
kommen die nun über uns, von oben.
Und die Moral von der Geschicht,
es liegt immer auch an unserer Sicht.
Sagt es frei heraus und ohne Groll:
Ich bin nicht mehr jung und trotzdem toll!

Wechseljahre im Kontext der Kulturen

Die Frage, wie intensiv Wechseljahresbeschwerden auftreten, aber auch, wie mit bestehenden Beschwerden umgegangen wird, hängt nicht

nur davon ab, wie eine Frau selbst die Wechseljahre bewertet, sondern natürlich auch, wie die Gesellschaft zum Alter steht, wie ausgeprägt der „Jugendwahn" ist, ob die Fähigkeiten, die das Alter mit sich bringt, gewertschätzt werden und ältere Frauen einen eigenen, hohen Status haben. So gewinnt beispielsweise in östlichen Kulturen eine Frau, die die Menopause hinter sich gebracht hat, an Respekt ihrer Umgebung.
Es kann aber auch sein, dass Beschwerden, wenn sie auftreten, ganz unterschiedlich bewertet werden, was sich dann auf den Umgang mit ihnen auswirkt. So sollen Hitzewallungen in einigen ländlichen Regionen Griechenlands als ein Zeichen gelten, dass der Körper eine Reinigung durchläuft – und werden somit positiv bewertet. Schließlich befreie sich der Körper von „ungesunden Dämpfen" und zeige mit der fliegenden Hitze lediglich, dass er gesund auf schlechte Einflüsse reagieren kann.

Abschied und Neuanfang

Auch wenn man als Frau versucht, die Symptome der Wechseljahre und des Älterwerdens gelassen zu nehmen und positiv zu bewerten, so ist das Ende der Fruchtbarkeit und das Alter, in dem man sich befindet, zweifelsohne eine Zeit der Reflektion, der Besinnung und des Abschieds. Man nimmt Abschied von Wünschen, Träumen und Hoffnungen, vielleicht auch Abschied von einem ganzen Lebensentwurf. All das geht, wenn man ehrlich ist, mit Trauer, bisweilen mit tiefer Trauer einher.

Vielleicht gibt es Dinge zu beklagen: Dass man zu sehr auf den Beruf gesetzt hat, der nun doch nicht die Erfüllung gebracht hat, die man sich von ihm erhofft hat. Vielleicht gab es einen Kinderwunsch, der sich selbst mit „Nachhelfen" nicht erfüllt hat. Vielleicht hat es nicht geklappt, einen Partner zu finden, der gemeinsam mit einem Höhen und Tiefen durchsteht – oder man stellt nun fest, dass man sich entfremdet oder selber verändert hat. In zahlreichen Jobs spielt das Alter eine Rolle und nicht überall wird die reife Frau bevorzugt.

Und auch Frauen, die Kinder bekommen haben, gelangen oft in diesem Alter in eine Situation, in der sie ihr bisheriges Leben überdenken. Gerade wenn die Kinder älter werden und aus dem Haus gehen, kommt nun so manches hoch, was man zuvor nicht bedenken konnte – viel zu

wichtig war es, zu „funktionieren“ und alles irgendwie geregelt zu bekommen.
So gesehen sind die Wechseljahre auch ein berechtigtes Innehalten und Luftholen, ein Sich-Besinnen und Neuorientieren, im Privaten, aber auch im Beruflichen. Die Frauenärztin Heide Fischer schreibt dazu: „Abwägen, was wirklich wichtig ist, genau hinschauen, was trägt und was man in diesem Leben unbedingt noch erleben möchte. Diese inneren Prozesse brauchen Zeit und Energie. Es ist, als wäre der Blick vom Außen auf das Innen gerichtet.“ (Fischer 2009: 153).
Heide Fischer empfiehlt Imaginationen zur Unterstützung. Für Frauen in den Wechseljahren schlägt sie eine Phantasiereise zum „inneren Garten“ vor, in dem es darum geht, sich sinnbildlich einen eigenen Garten sehr genau vorzustellen und auszugestalten. Dieser „innere Garten“ ist ein persönlicher Rückzugsort für Regeneration und Kreativität – und ein Sinnbild für den inneren Reichtum der Frau.
Erst wenn man sich innerlich von all dem, was nun nicht mehr ist und nicht mehr sein wird, verabschiedet und angemessen darum getrauert hat, kann eine Neuorientierung erfolgen, die

neue Türen öffnet und neue Möglichkeiten schafft. Der neue Lebensabschnitt kann gebührend begrüßt werden.

Heide Fischer: Körperweisheit. Was Frauenkrankheiten uns sagen. Stuttgart: Nymphenburger 2009 (auch als Audi-CD mit Imaginationsübungen für Gesundheit und Selbstentfaltung)

Die konventionelle Behandlung

Die Hormontherapie

Wenn eine Frau während der Wechseljahre wegen starker körperlicher und seelischer Beschwerden zum Frauenarzt geht, wird dieser auch an eine Hormontherapie denken, denn die Gabe von Hormonen gegen Wechseljahresbeschwerden wird von den gynäkologischen Fachgesellschaften in Deutschland heute, nach neuen Auswertungen und Langzeitbeobachtungen, wieder empfohlen.[2]

Chemisch-synthetische Hormone wurden und werden verschrieben, wenn Hitzewallungen, Schlafstörungen, depressive Verstimmungen, Leistungs- und Gedächtnisverminderung, Knochen- und Gelenksymptome, Seh- und Hautveränderungen überhandnehmen. Man nimmt auch an, dass die Veränderungen der Vaginalschleimhaut und sexuelle Probleme sich durch die Gabe von Hormonen bessern. Frauen, denen die Gebärmutter entfernt wurde, werden mit einer reinen Östrogentherapie behandelt. Bei

---

[2] Siehe auch Einleitung.

Frauen mit Uterus wird die Östrogentherapie mit Gestagenen (Progesteron) kombiniert.

Möglichkeiten und Grenzen der Hormontherapie

Chemisch-synthetische Hormone sind Hormone in chemisch veränderter Form und somit „Medikamente mit hormonähnlicher Wirkung" – aber keine Hormone!

Auch wenn wieder mehr Frauenärzte die künstlichen chemisch-synthetischen, konventionellen Hormonpräparate empfehlen und hier die verschiedensten Alterungsbeschwerden als Argumente anführen, sind diese Präparate nicht ohne Risiko. So wird das Risiko für Schlaganfälle bei Risikopatientinnen (z. B. mit Bluthochdruck) durch die Hormontherapie erhöht. Auch das Risiko venöser Thrombosen steigt an, vor allem bei Patientinnen, die schon Thrombosen in ihrer Vorgeschichte hatten. Aber alles nur bei künstlichen Östrogenen und Gestagenen – und vor allem bei innerlicher Einnahme. Denn wenn ein Hormonpräparat innerlich eingenommen wird, nimmt es den Weg über die Leber. Dort werden

Substanzen freigesetzt, die die Blutgerinnung aktivieren – und genau das erhöht das Thromboserisiko (wie z. B. bei der „Pille")!
Bei Langzeittherapie mit künstlichen Hormonen kann außerdem nicht ausgeschlossen werden, dass das Brustkrebsrisiko steigt.
Die Hormontherapie kann auch generell zu Nebenwirkungen führen. Beobachtet werden das Anschwellen der Brust, verstärkte Blutungen, Menstruationskrämpfe, erhöhter Blutdruck, Gewichtszunahme, schmerzende Beine, Kopfschmerzen, Übelkeit, Erbrechen, braune Gesichtsflecken und Krampfadern.
In einer Zusammenfassung der Studien zur Hormontherapie schreibt das Deutsche Ärzteblatt: „Insgesamt bestätigen die Ergebnisse die heutige Auffassung, nach der eine Hormontherapie zur langfristigen Krankheitsprävention nicht geeignet ist."[3]
Aus unserer Sicht sind immer noch zahlreiche Fragen offen. Das Abwägen von Nutzen und Risiko ist bei der ärztlichen Entscheidung immer

---

[3] https://www.aerzteblatt.de/nachrichten/79261/Menopause-Sterberisiko-nach-Women-s-Health-Initiative-langfristig-nicht-erhoeht [Stand: 13.9.2017]

vorrangig. Die möglichen Nebenwirkungen sollte man immer bedenken – kurzfristige und vor allem langfristige.

Weitere Therapien

Die bioidentische Hormonersatztherapie

Bioidentische Hormone sind nicht mit den herkömmlichen synthetischen Hormonpräparaten zu verwechseln.
Bioidentische Hormone kommen zwar ebenfalls aus dem Labor, sind aber in ihrer molekularen Struktur exakt wie die körpereigenen Hormone aufgebaut: Sie werden nach dem Vorbild der Natur aus pflanzlichen Baustoffen synthetisiert und wirken dadurch wie die im Körper natürlich vorkommenden Hormone. Aus diesem Grunde sind sie auch viel verträglicher als die synthetischen Hormonpräparate.

> Ausdrücklich möchten wir empfehlen, bei starken Beschwerden zunächst einen Versuch mit bioidentischen Hormonen zu machen, bevor auf konventionelle synthetische Präparate zurückgegriffen wird.

Im Hinblick auf Wechseljahresbeschwerden sind vor allem Progesteron und verschiedene Östrogenarten (Östradiol, Östron und Östriol) von Interesse. Bioidentische Hormone werden vor allem transdermal, also über die Haut, aufgenommen. Dafür gibt es Cremes, Gele und Vaginalkapseln. Durch die transdermale Therapie kann der Leberstoffwechsel umgangen werden. Progesteroncremes werden eingesetzt, wenn – aufgrund von Östrogendominanz (d. h. einem relativen Östrogenüberschuss) – Schweregefühl in den Beinen, Wassereinlagerungen, Myome, Zysten, zunehmende Gewichtsproblemen oder nächtliche Wadenkrämpfe, die nur schwer auf Magnesium ansprechen, auftreten.

Kommt es zu Beschwerden im Bereich von Blase/ Harnröhre und Vagina – z. B. Juckreiz, Trockenheit und Harnwegsinfekten oder Harninkontinenz – so kann eine vaginal angewendete Östriol-Creme sinnvoll sein. Bei Durchschlafstörungen, Konzentrationsstörungen, Energiemangel ist neben der Progesteroncreme auch ein Östradiol-Gel oder -Pflaster in niedriger Dosierung sinnvoll. Es sind keine Nebenwirkungen bekannt, wie bei der Einnahme von synthetischen Hormonpräparaten.

Bitte beachten Sie:
Bioidentische Hormone sollten vom Frauenarzt/von der Frauenärztin verordnet werden. Ihr Einsatz erfordert Fachkenntnisse und muss genau auf die individuelle hormonelle Situation abgestimmt werden. Dabei helfen die Bestimmungen der Hormone in Blut und Speichel. Der Zeitpunkt der Entnahme spielt eine Rolle, insbesondere wenn auch andere Hormone miterfasst werden (Schilddrüsenhormone, Cortisol, Melatonin). Besonders wichtig ist eine kompetente Beratung, wenn ein Risiko für eine Brustkrebs-Erkrankung vorliegt.

Medikamente zur symptomatischen Therapie

Als medikamentöse Alternativen zur alten Hormontherapie und zur Therapie mit bioidentischen Hormonen gibt es Arzneimittel gegen einzelne Beschwerden und Symptome. So sind beispielsweise Medikamente gegen die Schweißbildung erhältlich, natürlich auch Medikamente zur Schlafförderung etc. Auch hier gibt es zahlreiche naturheilkundliche Präparate, die zunächst genutzt werden sollten.

Isoflavontherapie

Isoflavone sind eine bestimmte Stoffgruppe der Phytoöstrogene, also pflanzliche Stoffe, die zwar nicht mit Hormonen identisch sind, aber Hormonen ähneln. Sie binden an ausgewählte körpereigene Hormonrezeptoren und können damit hormonähnliche Wirkungen haben. Man spricht hier von Phyto-SERM (Selektive Östrogenrezeptormodulatoren).
Isoflavone kommen in verschiedenen Pflanzen vor, vor allem in Soja, der Traubensilberkerze, verschiedenen Kleearten und Hopfen.
Unterschieden werden Extraktpräparate aus der jeweiligen Pflanze und isolierte oder chemisch-synthetisch hergestellte Wirkstoffe.

Achtung: Frauen mit östrogenabhängigen Tumoren sollen keine Fertigarzneimittel aus Rotklee einnehmen. Bei einem erhöhten Brustkrebsrisiko sollten auch Yamswurzelpräparate vermieden werden.

Unsere Empfehlung

Es gibt viele mögliche Therapien, daher noch einmal zusammengefasst unsere Empfehlungen:

Verbessern Sie prinzipiell erst einmal den Lebensstil – damit ist oft schon viel gewonnen. Einen wichtigen Stellenwert haben hier die Ernährung und die Darmgesundheit – auch für Wechseljahresbeschwerden.

Nahrungsergänzungsmittel wären die nächste Stufe und dann bioidentische Hormone.

All das hängt sehr vom Zeitpunkt des Wechseljahreseintritts und der Schwere der Symptome ab. Hinzu kommt, ob eine Lebensstiländerung überhaupt – und wenn ja, in welchem Rahmen – möglich ist (Beruf, Familie).

Suchen Sie sich ein/e integrativ arbeitende Frauenärztin/Frauenarzt. Die Untersuchung des Hormonspiegels der einzelnen Hormone ist unerlässlich für eine sinnvolle und effektive Therapie.

Den Lebensstil langfristig verändern

Achtsamkeit und Selbstfürsorge

Wie Sie sicherlich schon bemerkt haben, glauben wir, dass es in jedem Fall lohnend und auch erforderlich ist, mit dem Beginn der Wechseljahre den Lebensstil in Richtung „mehr Achtsamkeit, mehr Selbstfürsorge, mehr Gesundheit" auszurichten. Denn wie gesagt, das Nachlassen von Östrogen und Progesteron ist kein Defizit, kein Mangel, sondern ein natürlicher Vorgang, auf den wir reagieren müssen. Die dadurch bedingten Veränderungen und Beschwerden sind langanhaltend und erwarten von uns eine entsprechende Anpassung. Dies gilt auch, wenn aufgrund akuter schwerer Beschwerden zusätzlich eine Hormontherapie in Erwägung gezogen wird.

> Fangen Sie immer mit einer möglichst konsequenten Änderung des Lebensstils an!

Oft reicht es, etwas mehr Zeit für sich selbst und die eigene Gesundheit einzuräumen, vielleicht

eine halbe Stunde Bewegung am Tag, 15 Minuten Rückzug für eine kurze Meditation, ein etwas anderes Essverhalten, neue Gerichte auf dem Teller – durchaus auch für sich selbst, wenn der Partner oder der Rest der Familie hier eher skeptisch ist. Vielleicht einmal in der Woche einen Bewegungs- oder Yogakurs besuchen, mit einer Freundin zum Tanzen oder Wandern gehen, einen Gang herunterschalten.
Für viele Frauen ist der Alltag gerade in der heutigen Zeit bis zu den Wechseljahren von vielen Anforderungen geprägt: für die Kinder sorgen, eine Ausbildung absolvieren, einen Beruf ausüben, den Haushalt machen. All das muss gemanagt werden. Mit „Ü50" sind die Kinder groß oder schon aus dem Haus, die berufliche Situation hat sich meist eingespielt, manchmal ist jetzt die Zeit für eine Besinnung und Neuorientierung hin zu dem, was zuvor in Anbetracht der vielfältigen Anforderungen nicht möglich war. Alles hat seine Zeit.

Ernährung

Ernährung und Darmgesundheit

Dass die Ernährung wichtig für die Gesundheit ist, weiß man schon lange. Auch von einer intakten Darmflora hängt sehr viel mehr ab als eine gute Verdauung: zum Beispiel das „darmassoziierte Abwehrsystem".

Inzwischen gibt es aber noch weitere Erkenntnisse, die gerade im Zusammenhang mit den Wechseljahren hochinteressant sind. So wurde entdeckt, dass es im Darm unter den dort lebenden Bakterien (Mikrobiom) auch Stämme gibt, die aktiv in den Östrogenstoffwechsel eingreifen, indem sie den Abbau der Östrogene im Darm und die Ausscheidung über den Darm ermöglichen (dieser Teil des Mikrobioms wird Östrobolom genannt). Dadurch werden weniger Östrogene über die Leber recycled und die Östgrogendominanz vermindert. Wer hätte das gedacht! Eine Störung des Östroboloms kann zu Beschwerden wie Übergewicht, Herz-Kreislauferkrankungen und Osteoporose führen.

Voraussetzung für ein gesundes Östrobolom ist eine ausgewogene Darmflora. Damit gibt es ein weiteres Argument, die Wechseljahre zum Anlass zu nehmen, die eigene Ernährung bewusst unter die Lupe zu nehmen und etwas zu korrigieren.

Grundsätzliche Empfehlungen

Wir empfehlen eine frische Kost mit viel Gemüse und Obst. Verzichten Sie weitgehend auf Zusatzstoffe und Fertigprodukte. Zusatzstoffe haben unbekannte Auswirkungen auf den Gehirnstoffwechsel, sie verstärken psychische oder neurologische Symptome. Übrigens leiden Vegetarierinnen (wenn sie nicht zu viele Milchprodukte verzehren) und besonders Veganerinnen weniger unter Wechseljahresbeschwerden als ihre fleischessenden Geschlechtsgenossinnen.
Ob man nun Fleisch und Fisch reduzieren, vegetarisch oder vegan leben soll, darüber gibt es verschiedene Ansichten. Wir denken, dass das Verhältnis stimmen sollte. Ansonsten gilt:

- Fisch und Hühnchen sind besser als Schweinefleisch, Rindfleisch und Kalbfleisch.
- Aus gesundheitlicher Sicht sind fermentierte Milchprodukte (Joghurt, Kefir, Dickmilch) den naturbelassenen, nicht-fermentierten Milchprodukten vorzuziehen.

- Wegen der Hormonbelastung von Kuhmilch sind Ziegen- und Schafskäseprodukte vorzuziehen.
- Für den Alltag und bei guter Verdauungsleistung sind Vollkornprodukte den Auszugsmehlen vorzuziehen.
- Croissants, Weißbrot, Kuchen und Süßigkeiten, aber auch Speck, Schinken, Eier etc. sollten selten verzehrt werden, beispielsweise beim Sonntagsfrühstück.

„Phytoöstrogene" in der Nahrung

Phytoöstrogene sind Pflanzeninhaltsstoffe, die an die Östrogenrezeptoren im Organismus andocken und hormonartige Wirkungen haben. Pflanzen- bzw. Phytoöstrogene können Knochen und Gefäße schützen. Entgegen bisheriger Annahmen scheint durch ihre Einnahme das Schleimhautwachstum in der Gebärmutter *nicht* gefördert zu werden, das Brustkrebsrisiko *nicht* erhöht zu sein. Generell führt die Aufnahme von Phytoöstrogenen über die tägliche Ernährung sogar eher zur Senkung des Risikos für Brustkrebs und Krebs der Gebärmutterschleimhaut.

Im Hinblick auf die Nahrung ist von Bedeutung, dass es zwei Gruppen gibt: die Isoflavone und Isoflavonoide sowie die Lignane.

Lebensmittel mit östrogenartiger Wirkung
Isoflavone und Isoflavonoide:
Isoflavonoide finden sich vor allem in Soja und anderen Hülsenfürchten: Tofu, Sojamilch, -joghurt, -mehl, Sojasoße, Linsen, Bohnen und Kichererbsen, Alfalfasprossen, Brokkoli, Blumenkohl

Lignane:
Lignane finden sich vor allem in Leinsamen, Vollkornprodukten, Knoblauch, Spargel, Sonnenblumenkernen, Karotten, Brokkoli, Linsen, Sojaprodukten, Nüssen, Grünkohl, Lauch, Petersilie.

Beim Verzehr von Soja ist zu beachten, dass nicht jeder Mensch es auch gut verwerten kann. Man braucht dafür ein Enzym, das im Gegensatz zu den Asiatinnen nur etwa ein Viertel der Europäerinnen hat.

Probieren Sie aus, ob Soja Ihnen schmeckt und bekommt. Soja ist in fermentierter Form (Miso, Sojasoße) besser verträglich. Bitte achten Sie darauf, dass das gekaufte Produkt nicht aus genetisch verändertem Soja stammt.

Wir möchten vor allem den Verzehr von Leinsamen empfehlen. Leinsamen gleichen den Östrogenspiegel etwas aus und haben daneben zahlreiche weitere positive Effekte auf den Körper – auf die Verdauung, die Blutfette, die Schleimhäute. Leinsamen sollten frisch geschrotet werden, damit die Inhaltsstoffe auch vom Darm aufgenommen werden können. Nehmen Sie 1–2 Esslöffel geschroteten oder gemahlenen Leinsamen täglich ins Müsli (wichtig: pro Esslöffel Leinsamen 1 großes Glas Wasser trinken, damit die Samen gut quellen können). Leinsamen sorgt dafür, dass im Darm bestimmte Östrogenabbauprodukte ausgeschieden und nicht recycelt werden, was vor Östrogendominanz und Brustkrebs schützt. Mittlerweile gibt es auch Leinsamen als „Leinmehl" in gut sortierten Bioläden, allerdings ist es wirklich wichtig, dieses Mehl gut zu verschließen und zügig aufzubrauchen.

Einkaufsliste für die Über-45-Jährigen

Für eine Ernährung, die pflanzenbasiert, basisch, frei von Fertigprodukten und gesund ist, sollten folgende Lebensmittel auf der Einkaufsliste stehen:

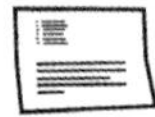

Einkaufsliste Ü45

- Olivenöl
- Leinsamen, Leinöl
- Sesam, Sesamsalz, Sesamöl
- Kohlgemüse (Radieschen, Kohlrabi, Brokkoli, Pak Choi), Wurzelgemüse, Kartoffeln, Knoblauch, Zwiebeln
- Milchsauer vergorene Lebensmittel: Sauerkraut, Kimchi, eingelegtes Gemüse, Joghurt, Kefir, Kombucha, Kanne Brottrunk
- Rote und blaue Beeren (auch tiefgefroren)
- Dunkle Schokolade
- Rote Bete-Saft
- Grüner Tee
- Frische Kräuter
- Ingwer, Gelbwurz
- Sojasoße
- Algen
- Pseudogetreide (Buchweizen, Quinoa, Amaranth), Gerste, Dinkel und Hirse
- Nüsse und Nussmuse

Vegane Ideen

Vielleicht nicht immer, aber doch immer wieder sind vegane Rezepte eine echte Bereicherung auf dem Speisezettel. Dem Thema „vegane Ernährung und Wechseljahre“ widmet sich Annette

Nellessen in ihrem Buch *In Topform durch die Wechseljahre*. Ausführlich informiert sie über Lebensmittel und ihre Nährstoffe. Hier ein paar Anregungen für vegane Rezepte:

- „Plant Powered Woman Salat“: Blattsalat, Rucola, Petersilie, Schnittlauch, Dill, Wildkräuter, Hanfsamen, Braunhirsekeimlinge, Sonnenblumenkerne, essbare Blüten
- Quinoa-Taboulé mit Zucchini, Paprika, Gurke, Frühlingszwiebeln, Petersilie, Minze und einem Dressing mit Zimt, Kumin und Knoblauch
- Babyspinat-Salat mit Birne und Erdbeeren
- Grünkohlsalat mit Apfel, Trauben, Zwiebel, Hanfsamen und Walnüssen
- Weißer und grüner Spargel mit Wildreis und Pilzen

Trinken

Allgemeine Hinweise

Die Frage, wie viel man trinken sollte, wird in Fachkreisen kontrovers diskutiert. Empfehlen lässt sich generell Folgendes:

- Meiden Sie Softdrinks.
- Trinken Sie täglich möglichst 4–5 Gläser Wasser. Gut ist stilles Wasser aus dem Bioladen, aber hochwertiges oder gefiltertes Leitungswasser tut es auch. Geben Sie ein Minze- oder Melissenblatt in die Karaffe – oder auch Zitronen- oder Gurkenscheiben.
- Trinken Sie Kräutertee.
- Wenn Sie Gemüsesäfte, Smoothies oder einen Cappuccino oder Latte Macchiato trinken – tun Sie dies als Mahlzeit und nicht als Getränk – gönnen Sie Ihrem Körper Kalorien-Pausen.
- Trinken Sie Kaffee, schwarzen Tee, grünen Tee bewusst – all diese Getränke enthalten anregende Substanzen.
- Trinken Sie Alkohol nur in Maßen. Wenn Sie unter starken Wechseljahresbeschwerden leiden, dann verzichten Sie für eine Weile ganz auf Alkohol.

> Sie können erkennen, ob Sie genug trinken, wenn Sie Ihren Urin anschauen: Dunkler oder konzentrierter Urin heißt, dass Sie mehr trinken sollten.

Apfelessig-Honig-Trank

Der Apfelessig-Honig-Trank ist eher ein Hausmittel als ein Getränk. Es ist sinnvoll, ihn immer wieder oder auch einmal kurweise in den Alltag zu integrieren. Apfelessig wirkt stärkend, vitalisierend, aufgrund der vielen zugeführten Mineralien entsäuernd, keimmindernd im Darm, anregend auf Stoffwechsel und Immunsystem und nicht zuletzt reinigend in den Blutgefäßen. Der Honig führt Energie zu und stärkt Nerven-, Knochen- und Mineralstoffwechsel. Gut kann das Getränk auch im Rahmen einer Entgiftungskur eingesetzt werden.

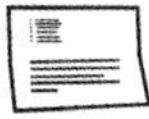

Apfelessig-Honig-Trank

1–2 Teelöffel naturtrüben Apfelessig und 1 Teelöffel flüssigen Honig (beides in Bioqualität) in ein Glas geben, mit Mineralwasser auffüllen, umrühren. Alternativ mit lauwarmem Wasser verrühren.

Wenn Sie einen besonderen „Stoffwechselbeschleuniger" nutzen wollen, dann geben Sie einfach nur einen Spritzer Apfelessig in ein Glas Wasser. Eine studentische Übersichtsarbeit konnte zeigen, dass er im Zuge von Abnehmkuren oder Entlastungstagen einen sinnvollen Bestandteil ausmacht, da Essig die Kohlenhydratverdauung verbessert. Zudem führte die Essigzugabe zu einem höheren Sättigungsgefühl.

> Bei Vorliegen eines Diabetes muss der Genuss von Honig dem ärztlich abgestimmten Speiseplan angepasst werden.

Schlaf und Schlafhygiene

Der Schlaf ist für viele Frauen in den Wechseljahren ein echtes Sorgenkind. Das kann durch Hitzewallungen verursacht sein oder ganz einfach durch einen leichten Schlaf, der das Wiedereinschlafen verhindert.

Umso wichtiger ist, den Schlaf zu pflegen und die Faktoren, die man beeinflussen kann, auch positiv zu gestalten. Als wichtigste Punkte einer guten Schlafhygiene gelten:

- Nicht zu spät nicht zu schwer essen, auch keine Rohkost, da sie abends oder über Nacht noch gären kann.
- Nicht zu spät ins Bett gehen.

- Nicht bis kurz vor dem Schlafengehen arbeiten, vor allem nicht mit elektronischen Geräten, oder fernsehen. Das hat zum einen mit der nervlichen Überreizung und den vielen Eindrücken zu tun, zum anderen aber mit dem so genannten „Blaulicht“, das von Fernseh- und Computerbildschirmen ausgeht.
- Elektrogeräte aus dem Schlafzimmer verbannen.
- Eine Schlafroutine aufbauen: durch regelmäßige Schlafzeiten oder kleine Rituale – einen Schlaftee, einen Gang um den Block u. Ä.
- Nach 17:00 Uhr keinen Kaffee oder Tee mehr trinken.
- Wenn möglich, Sport eher am Morgen oder Nachmittag als am Abend machen.

All diese Maßnahmen helfen dabei, den Schlaf zu stabilisieren. Kommt es dennoch zu Schlafstörungen, so lesen Sie bitte die Hinweise ab S. 93.

Sport und Bewegung

Zahlreiche Beschwerden, darunter auch Nervosität und depressive Verstimmungen, verbessern sich, wenn eine Frau sich bewegt und Sport

treibt. Wissenschaftliche Untersuchungen und auch die Erfahrung zeigen immer wieder, dass „moderater Ausdauersport" wie z. B. Walking oder Radfahren die Symptome der Menopause wesentlich erleichtern können. Besonders beliebt sind Nordic Walking, Skilanglauf, Schwimmen, Wandern und Tanzen.
Sportliches Training reduziert sowohl Hitzewallungen als auch psychische Unausgeglichenheit. Und Spaß macht es außerdem.
Wer nicht alleine sporteln mag und Anschluss sucht: Es gibt nicht nur zahlreiche Vereine, sondern auch viele Angebote gerade für Frauen, in Gemeinschaft Sport zu betreiben.

Die Körperhaltung: Immer wieder aufrichten

Ein erster Schritt in Sachen mehr Körperbewusstsein und Körpergefühl: Ganz einfach zwischendurch lässt sich immer wieder die Körperhaltung korrigieren.
Eine gute Körperhaltung hilft nicht nur bei Rückenschmerzen und Alltagsstress, sondern auch bei Depressionen und für ein besseres Selbstbewusstsein (im wahrsten Sinne des Wortes).

Stellen Sie sich aufrecht hin, schließen Sie die Augen und stellen Sie sich vor, dass Ihr Körper von zwei Kräften gehalten wird: einerseits von unten von der Kraft der Erde an den Füßen, andererseits von oben von der Kraft des Himmels am Kopf. Stehen Sie fest mit den Füßen auf dem Boden, spüren Sie Ihre Fußsohlen im Kontakt mit dem Boden, stellen Sie sich vor, dass von Ihren Füßen Wurzeln tief in die Erde gehen und Ihnen einen sicheren Stand geben. Stellen Sie sich dann vor, dass oben am Scheitelpunkt Ihres Kopfes wie bei einer Marionette ein Faden befestigt ist, der Ihren Körper nach oben zieht und aufrichtet. Er hält Sie von oben und schenkt Ihnen Leichtigkeit, während Sie von unten Kraft und Standfestigkeit spüren. Zwischen diesen beiden Punkten, die auf einer senkrechten Achse liegen, schwingt der Körper.

Stellen Sie sich im zweiten Schritt senkrechte Achsen vor, an denen Sie Ihren Körper immer wieder im Laufe des Tages ausrichten. In der Seitansicht sollten Ohren, Schultern, Becken, Knie und Knöchel auf einer Achse liegen, von vorne Nase, Kehlkopf, Bauchnabel und Schambein.

Diese Ausrichtung ist nicht selbstverständlich, oft stehen wir etwas schief, schieben den Oberkörper vor. Wenn man sich gestresst fühlt, werden die Schultern hochgezogen und verspannt. So kann man sich das Bild der beiden Kräfte von unten und oben und der beiden senkrechten Achsen auch im Alltag immer wieder vergegenwärtigen und sich neu ausrichten.

Im Yoga ist Tadasana, die Bergstellung, die Übung, mit der man diese Auf- und Ausrichtung übt. Dazu schreibt die Yoga-Lehrerin Rita Keller:
„Das Asana lehrt uns, die Füße zu erden und zu verstehen, wie die Erdung, die Verwurzelung unserer Füße uns hilft, die Beine zu strecken, das Becken und die Wirbelsäule einschließlich des Kopfes aufzurichten. So entwickeln wir einen Sinn für Richtung und Ausrichtung, Stabilität und Kraft sowie Stille und Standfestigkeit“ (Keller 2014).

Bewegung im Licht und an der frischen Luft

Besonders empfehlenswert für Frauen in den Wechseljahren ist Bewegung im Licht und an der frischen Luft: Wandern, Nordic Walking, Fahrradfahren, Schwimmen etc. Durch das Sonnenlicht wird Vitamin D gebildet, dies bekommt dem Knochenstoffwechsel – und die Natur tut der Seele gut!

Wandern und Spazierengehen

Wandern hat, abgesehen vom Spaß, unterwegs zu sein, vielfache günstige Wirkungen:

- Der durch die Bewegung vermehrte Blutdurchfluss verhindert die Ablagerung von Fett- und Eiweißstoffen an den Gefäßwänden, beugt also einer Arteriosklerose vor.
- Bei Bluthochdruck kann man seinen systolischen (oberen) Blutdruck um etwa 4–9 mm Hg senken, wenn man mindestens vier Mal pro Woche für 30–45 Minuten spazieren geht.
- Das „gute" HDL-Cholesterin steigt bei vermehrter körperlicher Aktivität an, und zwar proportional zu den pro Woche gelaufenen Kilometern. HDL-Cholesterin wird als ein Schutzfaktor gegen den Herzinfarkt angesehen.
- Durch das lange Gehen, das mit ständiger Vibration des Skelettsystems verbunden ist, werden Durchblutung und Stoffwechsel in den Knochen gefördert, was einer Osteoporose vorbeugt.

Bitte denken Sie daran, sich nicht zu überfordern, unter der Belastungsgrenze zu bleiben und gut zu planen. Packen Sie Wasser, Proviant, Regen- und Sonnenschutz und eine kleine Notfallapotheke in Ihren Rucksack.

Nordic Walking

Auch wenn es etwas gewöhnungsbedürftig aussieht: Nordic Walking ist ein wunderbares „Ganzkörpertraining“. Es handelt sich um zügiges Gehen unter Körperspannung und mit dem Einsatz von Laufstöcken – ein Sport, der vor allem die Ausdauer trainiert. Nordic Walking kommt aus Finnland. Die Bewegungen beanspruchen bis zu 90 % der Muskulatur, fördern Herz-Kreislaufsystem, Durchblutung und Stoffwechsel wie auch die Koordination.
Ins Nordic Walking sollte man eingewiesen werden und die Bewegung zunächst einmal unter Aufsicht üben.

Fahrradfahren

Wer in den Alltag noch mehr Bewegung einbauen will, der sollte radfahren. Wer gerne und viel fährt, kann über ein Elektrofahrrad nachdenken, dessen Motor einen immer dann, wenn es bergauf geht, unterstützt.

Schwimmen

Wenn es Ihnen möglich ist, gehen Sie immer wieder schwimmen, am besten natürlich im Meer oder in einem See. Setzen Sie sich den Temperaturreizen und dem Wind aus, das tut Ihrem Immunsystem gut und bekommt nicht zuletzt auch der Haut.

Entspannung

Vielleicht haben Sie Lust, einen Kurs zu besuchen und sich damit selbst zu motivieren, regelmäßig ein Entspannungstraining durchzuführen, zu meditieren etc. Bei den zahlreichen Angeboten lohnt es sich, „Schnupperstunden" wahrzunehmen und zu prüfen, ob Achtsamkeitsmeditation, Qi-Gong, Autogenes Training, Feldenkrais o. Ä. das Richtige für einen selbst ist.

Atem-Minis

Atem-Minis sind für jeden und jede gut – aber besonders geeignet, wenn man mehr Gelassenheit gewinnen möchte. Und dies kann bei den emotionalen Achterbahnfahrten in den Wechseljahren durchaus von Vorteil sein!
„Minis" sind auf die Atmung konzentrierte Techniken, mit denen man eine schnelle Angst- und Spannungsreduktion erreichen kann. Bei den Minis wird die Atmung mit dem Zählen verbunden. Damit fokussiert man den Geist auf die Bewegungen des Körpers.
Atmen Sie bewusst tief in den Bauch, ohne die Schultern hochzuziehen. Sie sollten fühlen, dass sich Ihr Bauch bei der Einatmung etwas wölbt und bei der Ausatmung etwas zurücksinkt. Einfacher ist es im Liegen, so können Sie z. B. auf dem Bauch liegend bei der Einatmung versuchen, den Bauch gegen den Boden zu drücken. Auf dem Rücken legen Sie die Hände auf den Bauch und lassen die Atmung hinströmen. Die Bauchmuskeln sind entspannt, denn mit angespannten Bauchmuskeln ist die Atmung erschwert. Es gibt verschiedene Varianten:

Anleitung für Minis

- Während des Einatmens zählen Sie langsam von 1 bis 4, während des Ausatmens zählen Sie langsam von 4 rückwärts. Beim Einatmen zählen Sie langsam 1, 2, 3, 4, beim Ausatmen 4, 3, 2, 1 und wiederholen dies 5–10 x.
- Zählen Sie beim Einatmen rückwärts: 4, 3, 2, 1, bei der Ausatmung 1, 2, 3, 4.
- Zählen Sie beim Einatmen 1, 2, 3, 4 und machen dann nach der Einatmung eine kleine Pause.
- In dieser Pause können Sie z. B. weiterzählen: 5, 6 (7, 8), beim Ausatmen zählen Sie dann rückwärts: (8, 7) 6, 5. In der Pause: 4, 3, 2, 1.
- Die Konzentration auf's Zählen beruhigt den Geist.

Die Behandlung der vorübergehenden Beschwerden

Im folgenden Text wollen wir auf die Beschwerden und ihre Behandlung näher eingehen. Sehen Sie die Ausführungen über den Lebensstil bitte als Grundlage der Selbstbehandlung an und setzen Sie möglichst erst diese um. Im zweiten Schritt kommen dann die folgenden Maßnahmen zum Einsatz.

Hormonelle Dysbalance allgemein

Ernährung

Eine Ernährung, die reich an Gemüse und Lebensmitteln mit einem niedrigen glykämischen Index (also wenig weißen Zucker und Weißmehl) ist, kann Beschwerden der allgemeinen hormonellen Dysbalance reduzieren. Eingeschränkt werden sollte der Verzehr von tierischen Fetten (Fleisch) und Eiweißen (Milchprodukten). Günstig sind auch regelmäßige Entgiftungsmaßnahmen der Leber z. B. durch Fasten-Kuren, Therapien zur Leberstärkung und Darmsanierung.

Zudem möchten wir Ihnen „Dinner cancelling" empfehlen, also den Verzicht aufs Abendessen. Alternativ kann, wenn man abends essen möchte oder muss, das Frühstück übersprungen werden. Ziel ist es, eine 16-stündige Pause zwischen zwei Mahlzeiten zu erreichen. Das entlastet den ganzen Stoffwechsel und ist zudem die einfachste Methode, wenn man Gewicht verlieren oder halten möchte. Diese lange Pause der Nahrungsaufnahme wird heute auch als „intermittierendes Fasten" bezeichnet.

Nahrungsergänzungsmittel

Folgende Nahrungsergänzungsmittel können zusätzlich sinnvoll sein:

- Antioxidantien, wie zum Beispiel Vitamin C und Vitamin E.
- Sehr wichtig ist zudem die Einnahme von Vitamin D, das die Östrogen- und Progesteronrezeptoren herunterreguliert.
- Magnesium ist notwendig für Knochen, Skelettmuskulatur und die Muskulatur vieler Organe, so auch der Blutgefäße. Magnesium ist auch wichtig für den Schlaf.

- Jod, besonders die molekulare Form (Apotheke!) nicht nur für die Schilddrüse, sondern für alle Hormondrüsen und die Brust
- Grünteeextrakt (z. B. Tigovit) und die sekundären Pflanzenstoffe Lycopin (vor allem in Tomaten enthalten) sowie Curcumin (aus der Kurkumawurzel)

Heilpflanzen

Mönchspfeffer

Mönchspfeffer oder Keuschlamm (*Agnus castus*) in pflanzlichen Fertigarzneimitteln (z. B. Agnolyt® Madaus Kapseln oder Tinktur, Agnucaston® Filmtabletten, Femicur® N Kapseln) ist in der Prämenopause angezeigt, um den Hormonhaushalt zu harmonisieren. Die Namen Mönchspfeffer und Keuschlamm kommen von ihrer historischen Verwendung: Sie wurden früher den Mönchen verabreicht, um die sexuellen Gelüste zu dämpfen.

Heute ist *Agnus castus* wegen der inzwischen erforschten progesteronähnlichen Inhaltsstoffe auch für Frauen zu Beginn der Wechseljahre interessant. Es ist die Phase, in der Beschwerden,

wie sie vor allem beim prämenstruellen Syndrom (PMS) bekannt sind, auftreten: Brustspannen, Wassereinlagerungen, Schlafstörungen, Unruhe, Konzentrationsstörungen. Daneben ist Mönchspfeffer z. B. bei Zyklusunregelmäßigkeiten angezeigt.
Als Nebenwirkungen sind gelegentlich juckende Hautausschläge beobachtet worden. Interaktionen mit anderen Medikamenten sind nicht bekannt. Die Einnahme der Präparate erfolgt nach Packungsbeilage. Nehmen Sie sie durchgehend über mindestens drei Monate ein. Sie regulieren sanft den Hormonhaushalt.

Traubensilberkerze

Die Traubensilberkerze (*Cimicifuga racemosa*) wurde schon von den amerikanischen Ureinwohnern als Medizin eingesetzt, z. B. zur Geburtserleichterung oder bei Menstruationskrämpfen. Die „squaw root" war eine klassische Arzneidroge der indianischen Frauen. Nach Europa kam die Heilpflanze erst im 19. Jahrhundert.
In ihrem Wurzelstock finden sich zahlreiche heilende Verbindungen, die den Hormonstoffwechsel beeinflussen. Dabei ist das Besondere, dass sie nicht die Östrogenrezeptoren besetzen,

was zu einer Anregung des Brust- und Gebärmutterwachstums führen könnte, sondern sie verändern (modulieren) die Hormone.
Die Traubensilberkerze gibt es als Fertigarzneimittel in Spezialextrakten von den Firmen Bionorica (Klimadynon®) und Schaper und Brümmer (Remifemin®). Mit beiden Spezialextrakten wurden so viele Studien durchgeführt, dass diese Produkte auch nach strengen schulmedizinischen Gesichtspunkten zur Behandlung von Wechseljahresbeschwerden empfohlen werden können. Es gilt als erwiesen, dass diese Cimicifuga-Spezial-Extrakte Hitzewallungen, psychische Störungen, Schlafstörungen, Scheidentrockenheit und Gelenkbeschwerden bessern und den Knochenabbau hemmen.
Das Thromboserisiko ist bei Einnahme nicht erhöht, und auch Frauen mit einem erhöhten Brustkrebsrisiko dürfen den Wurzelstock aus Traubensilberkerze einnehmen.

Sibirischer Rhabarber

Das Präparat femiLoges® enthält einen Spezialextrakt aus Sibirischem Rhabarber (*Rheum rhaponticum*). 4 mg/Tag des Spezialextraktes reduzieren signifikant Hitzewallungen und weitere

Wechseljahresbeschwerden, ohne dass die Brust oder die Gebärmutterschleimhaut sich verändern. Die östrogenähnlichen Inhaltsstoffe der Rhabarberwurzel binden nur an den Östrogenrezeptor-beta.

Frauenmantel

Der Frauenmantel (*Alchemilla vulgaris*) wirkt, als Urtinktur eingenommen, bei langen Blutungen und auch hormonregulierend. Nehmen Sie zwei- bis dreimal täglich 1–3 Tropfen, z. B. CERES Alchemilla Urtinktur.

Schafgarbe

Teezubereitungen aus Schafgarbe (*Achillea millefolium*) können Blutungsstärke und -dauer regulieren sowie krampfartige Schmerzen lindern. Nehmen Sie für den Tee 1 gestrichenen TL Schafgarbenkraut auf 1 große Tasse Wasser. Mit kochendem Wasser überbrühen, zugedeckt 5–10 Minuten ziehen lassen. Trinken Sie drei Tassen täglich. Sie können die Schafgarbe auch als Tinktur, zwei- bis dreimal täglich 10–20 Tropfen, oder als Urtinktur (Millefolium Urtinktur), zwei- bis dreimal täglich 1–5 Tropfen, einnehmen.

Fenchel

Fenchelfrüchte *(Foeniculum vulgare)* wirken krampflösend, verdauungsfördernd, allgemein die Tätigkeit der Drüsen harmonisierend, anregend auf die Schleimhaut in den Atemwegen, beruhigend, entspannend – und, was wenig bekannt ist, östrogenähnlich. Deshalb ist der Fenchel auch eine wichtige Frauenpflanze, ob bei leichten Menstruationskrämpfen oder in den Wechseljahren, und immer dann, wenn man ein wenig Erdung und Harmonisierung benötigt. Im Alter wird Fenchel gerne bei Schlafstörungen eingesetzt. Sehr gut kann man Fenchel auch als Geschmackskorrigens anderen Teemischungen zusetzen, beispielsweise auch dem weiter unten genannten „Wechseljahrestee".

Die Fenchelfrüchte (Apothekenqualität) sollten, wie alle Früchte mit ätherischem Öl, vor der Anwendung als Tee zerstoßen werden, damit das ätherische Öl freigesetzt werden kann. Nehmen Sie für den Tee 1 TL Fenchel auf 1 große Tasse Wasser. Mit kochendem Wasser überbrühen, zugedeckt 10 Minuten ziehen lassen. Die Dosierung kann nach Bekömmlichkeit angepasst werden.

Wechseljahrestee

Die folgende Teemischung enthält als „Frauentee“ den Frauenmantel, für die Nerven Hopfen und Melisse. Rotklee enthält Pflanzen- bzw. Phytoöstrogene und harmonisiert damit die Hormonschwankungen, Salbei und Walnussblätter sind Gerbstoffdrogen, die einem übermäßigen Schwitzen vorbeugen.

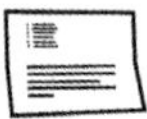

Wechseljahrestee

Frauenmantelkraut, Hopfenzapfen, Melissenblätter, Rotkleeblüten, Salbeiblätter und Walnussblätter zu gleichen Teilen in der Apotheke mischen lassen.

1 flachen TL Teemischung mit 1 Tasse kochendem Wasser (ca. 150 ml) übergießen und bedeckt 5–10 Minuten ziehen lassen, abseihen. Mehrmals täglich eine Tasse trinken.

Homöopathie

Die Homöopathie wird mit gutem Erfolg auch bei Wechseljahresbeschwerden eingesetzt. Allein aus Platzgründen haben wir uns in diesem Büchlein dafür entschieden, der Thematisierung des Lebensstils mit seinen Facetten und der

Pflanzentherapie den Vorrang zu geben und die Homöopathie nicht weiter zu vertiefen.

Nichtsdestotrotz möchten wir ein homöopathisches Arzneimittel empfehlen, das sich bei Wechseljahresbeschwerden außerordentlich bewährt hat: Klimktoplant® N. Es enthält die Traubensilberkerze (*Cimicifuga*), daneben noch drei andere Substanzen (Sepia, Ignatia, Sanguinaria). Das Mittel setzt diese Substanzen in sehr geringer Potenzierung ein (Cimicifuga D2, Sepia D2, Ignatia D2, Sanguinaria D6). Derartige Arzneimittel, die eine gewisse Zwischenstellung zwischen der Phytotherapie und der Homöopathie innehaben, werden von manchen homöopathischen Ärzten wie z. B. Dr. med. Markus Wiesenauer auch treffend als „Niedrigdosis-Phytotherapie" bezeichnet.

Klimaktoplant wird eingesetzt bei Hitzewallungen, Herzklopfen, innerer Unruhe, Schlafstörungen.

Daniela Haverland, Annette Kerckhoff: Homöopathie für Frauen. Stuttgart: Hirzel 2014

Stimmungsschwankungen und Reizbarkeit

Heilpflanzen

Leinöl

Omega-3-Fettsäuren, die reichlich in Leinöl enthalten sind, können Stimmungen harmonisieren. Nehmen Sie jeden Tag 1 TL hochwertiges Leinöl ein – auf das Müsli, in den Smoothie, in Quark verrührt. Achten Sie darauf, dass das Leinöl frisch ist und kühl und dunkel lagert. Im Zweifelsfall kann man es auch einfrieren. Von der Firma Rapunzel gibt es mittlerweile auch Leinöl mit Granatapfelsamenöl, auf das wir weiter unten noch näher eingehen.

Johanniskraut

Johanniskraut *(Hypericum perforatum)* gehört zu den wenigen Pflanzen, die inzwischen auch von der Schulmedizin eingesetzt werden. Seine Inhaltsstoffe Hypericin und Hyperforin hemmen im Gehirn die Wiederaufnahme von Serotonin, Noradrenalin und Dopamin. Diesen Wirkme-

chanismen weisen auch synthetische Antidepressiva auf. Bei leichten bis mittelschweren Depressionen können Extrakte aus Johanniskraut genauso wirksam wie chemische Antidepressiva sein.
Im Zusammenhang mit den Wechseljahren ist auf das Johanniskraut hinzuweisen, weil es einige Frauen mit Wechseljahresbeschwerden gibt, deren psychische Situation besonders schlecht ist. Sie können dann gut auf ein standardisiertes Kombinationspräparat aus Traubensilberkerze und Johanniskraut zurückgreifen, das als Remifemin plus® von der Firma Schaper und Brümmer in der Apotheke erhältlich ist.

Melisse

Wohlschmeckend und heilsam in den Wechseljahren ist die Melisse (*Melissa officinalis*). Sie ist als Heilpflanze immer dann von Bedeutung, wenn es um Stress und Anspannung in Verbindung mit dem vegetativen Nervensystem und auch der Denkleistung geht. Der Tee wird eingesetzt bei nervös bedingten Beschwerden in Verbindung mit Ängsten, Gefühlen von Sorge,

Stress und vegetativen Symptomen wie Herzklopfen, Kopfschmerzen, nervösen Magenschmerzen etc., außerdem bei Erschöpfung.
Für den Tee 1 gestrichenen TL getrocknete Melissenblätter (Apothekenqualität, alternativ Teemischung) mit 1 Tasse kochendem Wasser (ca. 150 ml) übergießen und bedeckt 5–10 Minuten ziehen lassen, abseihen. Mehrmals täglich eine Tasse trinken. Von frischer Melisse kann die doppelte Menge genommen werden und der Tee braucht auch nicht abgeseiht werden. Vorher gut waschen.
Schmackhaft ist Melissentee in Kombination mit Pfefferminze. Dies schmeckt auch gut kalt als erfrischendes Sommergetränk, gerne mit frischen Melissen- und Minzeblättern dekoriert.
Frische Melisseblätter lassen sich zudem in der Küche verwenden, beispielsweise in Obstsalat, zu Erdbeeren, in grünem Salat, in Kartoffelsalat, auf Brot.

Ein besonderer Tipp: Melisse Basentabletten (Dr. Jacobs Medical) enthalten neben Melisse Magnesium. Dies ist wichtig, da wir alle unter Magnesiummangel leiden. Die Kombination von Melisse und Magnesium kann auch als Einschlafhilfe eingesetzt werden, sie beruhigt und entsäuert.

Ätherische Öle

Badezusatz mit ätherischen Ölen

Die Apothekerin Gisela Hillert empfiehlt zur Harmonisierung der Stimmung einen Badezusatz mit den ätherischen Ölen von Orange, Melisse, Lavendel, Benzoe Siam und Sandelholz.

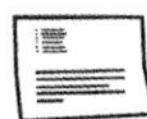

Stress lass nach Bad

1 Becher Sahne und 1 TL Honig
3 Tropfen Orange
5 Tropfen Melisse 10% in Jojobawachs
5 Tropfen Lavendel
3 Tropfen Benzoe Siam
10 Tropfen Sandelholz 10% in Jojobawachs

Sahne mit Honig leicht erwärmen, ätherische Öle dazu tropfen, gut vermischen und ins bereits eingelaufene Badewasser geben. Die Badetemperatur beträgt idealerweise Körpertemperatur. Badedauer bis eine halbe Stunde.

Lavendel

Als „Allrounder" in den Wechseljahren hat sich, wenn man den Duft mag, das Lavendelöl bewährt.

Lavendel ist eine sehr bekannte Duftpflanze, die letztendlich die Aromatherapie begründet hat. Lavendelblüten können in unterschiedlicher Weise appliziert werden. So ist an ein Lavendelkissen im Bett oder in der Wäscheschublade zu denken, an ein Schlafkissen, das auch Lavendelblüten enthält oder an die Anwendung des ätherischen Öls.

Vorsicht! Aufgrund der leichten Verwechselbarkeit mit Lavandin (ein Hybrid aus bestimmten Lavendelsorten), Speik- und Schopflavendel, wie auch zur Vermeidung von Lavendelöl aus geklonten Lavendelpflanzen ist besonders wichtig, bei Lavendel auf Qualität und die Inhaltsstoffangabe zu achten. Zu verwenden ist Lavendel fein oder Lavendel extra (wilder Berglavendel).

Lavendelöl wirkt krampflösend, beruhigend, blutdrucksenkend, es ist angezeigt bei Nervosität, Anspannung, Angst, Schlafstörungen. Das Öl wirkt vor allem ausgleichend. Gisela Hillert schreibt dazu: „Lavendelöl vereint Gegensätze und gleicht aus; es ist in der Lage anzuregen, aber auch zu entspannen, je nachdem, was ansteht. Es greift regulierend in den Stoffwechsel der Gehirnbotenstoffe ein. Das ist wissenschaftlich nachgewiesen. Wir können mit Lavendelduft oder z. B. einer Lavendel-Fußeinreibung besser einschlafen, weil unser Gedankenkarussel zur Ruhe kommt. Es ist aber genauso gut möglich, mit Lavendel konzentriert und mit klarem Geist eine Prüfung zu bestehen."

Eine einfache Anwendung: Geben Sie zwei Tropfen Lavendelöl in die Handinnenflächen, reiben Sie sie aneinander und dann das Kopfkissen damit ein. Für unterwegs bietet sich ein Roll-on an, z. B. „Stressfrei" von Primavera.

Bitte beachten Sie: Bei Lavendelöl kann es zu paradoxen Reaktionen kommen, wenn die Dosierung des ätherischen Öls zu hoch ist. Diese kann zu Schlaflosigkeit und Unruhe führen. Deshalb gilt hier besonders: Weniger ist mehr!

Körperöl mit ätherischen Ölen

Als Körperöl hat Gisela Hillert das Öl „So sein" kreiert, das „eine schützende Hülle um den Körper bildet und uns so sein lässt, wie wir sind."

„So sein" Körperöl

Basisöle:
40 ml Jojobawachs, 60 ml Aprikosenkern, Mandel- oder Macadamianussöl

Ätherische Öle:
4 Tropfen Bergamotte (furocumarinarm)
2 Tropfen Ylang Ylang komplett
5 Tropfen Iris 1 % in Jojobawachs
2 Tropfen Linaloeholz
3 Tropfen Benzoe Siam
8 Tropfen Sandelholz 10 % in Jojobawachs
2 Tropfen Patchouli

Das fette Basisöl in eine Braunglasflasche aus der Apotheke geben und die ätherischen Öle dazutropfen. Verschließen, schwenken und einige Tage reifen lassen.

Kaufen Sie hochwertige, naturreine ätherische Öle. Testen Sie einen Tropfen der fertigen Mischung in der Ellenbogenbeuge. Kommt es innerhalb von etwa 30 Minuten nicht zu einer Reaktion (z. B. Rötung), kann die Mischung angewendet werden.

Gisela Hillert: Ätherische Öle. Duftende Begleiter für Gesundheit und Wohlbefinden. Essen: KVC 2018

Kanne Brottrunk

Innerliche Anwendung

Brottrunk (Kanne) enthält Milchsäurebakterien, Enzyme, Aminosäuren, Vitamine und Mineralstoffe und hilft dabei, die Darmflora aufzubauen. Dies kommt der gesamten Gesundheit zugute und wirkt lindernd bei den unterschiedlichsten Beschwerden, auch in den Wechseljahren.
Einnahme nach Angaben auf der Flasche. Ansonsten dreimal täglich ein kleines Glas zu den Mahlzeiten, für den besseren Geschmack mit etwas Apfelsaft gemischt, ansonsten pur. Eine ideale Aufnahmemenge sind 200 ml pro Tag.
Keine Einnahme bei Weizenallergie oder -unverträglichkeit.

Leberauflage mit Kanne Brottrunk

Eine weitere und wenig bekannte Anwendung von Kanne Brottrunk: Machen Sie eine Leberauflage mit verdünntem Brottrunk – im besten Fall vor dem Schlafengehen. Das entgiftet, Sie können besser schlafen – und gegen Hitzewallungen hilft es auch.

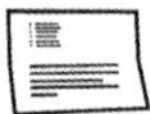

Leberauflage mit Brottrunk
Tauchen Sie ein Leintuch in Kanne Brottrunk und wringen Sie es gut aus. Legen Sie es auf den nackten rechten Oberbauch. Darüber eine Plastikfolie und dann ein trockenes Handtuch legen. Darauf geben Sie eine Wärmflasche. Zunächst höchstens zwanzig Minuten liegen lassen, um den Kreislauf nicht zu überfordern. Später kann der Wickel bis zu zwei Stunden angewendet werden.

Bewegung

Auch wenn dies fast selbstverständlich ist: Gerade bei Stimmungsschwankungen, Reizbarkeit und „Ärger mit der Welt" braucht man eine Möglichkeit, den Ärger abzureagieren – vielleicht durch Sport. Besonders schön ist dies natürlich gemeinsam mit jemand, dem es ähnlich geht und der bzw. die einen versteht.

Hitzewallungen

Heilpflanzen

Granatapfelsamenöl

Aus Granatapfelsamenöl wurde unter dem Namen Delima ein hilfreiches diätetisches Nahrungsergänzungsmittel für Wechseljahresbeschwerden der Frau gemacht. In einer wissenschaftlichen Studie bewirkte Delima eine deutliche Verbesserung von Hitzewallungen und Schlafstörungen im Vergleich zu einem Scheinmedikament.

> Die Pflanzenhormone sind im Öl der Kerne enthalten, die beim Verzehr von frischen Granatapfelsamen geschluckt werden. Im Darm werden sie dann nicht aufgespalten, sondern ausgeschieden. Bevorzugen Sie daher das extrahierte Öl.

Salbei

Salbei wirkt schweißhemmend und reguliert die Körpertemperatur. Die Anwendung bietet sich in drei Formen an: Tinktur, Tee, Fertigarzneimittel. Der Tee wird nur dünn zubereitet (1–2 Blätter pro Tasse, nur wenige Minuten ziehen lassen)

und lauwarm getrunken, um nicht durch die Hitze die Schweißproduktion anzukurbeln. 2–3 Tassen über den Tag verteilt trinken und nach 2–3 Wochen eine Teepause einlegen.
Salbeitee kann gut mit etwas Zitronensaft, Zitronenmelisse oder auch Zitronengras aromatisiert werden.

Achtung: Frisch zubereiten. Lässt man Salbeitee unabgedeckt an der Luft stehen, oxidieren die Gerbstoffe sehr schnell, erkennbar an einer schillernden Oberfläche auf dem Tee. Dann ist er nicht mehr so wirkungsvoll.

Bitte beachten Sie auch den Wechseljahrestee auf Seite 78, der ebenfalls Salbeiblätter enthält.
Es gibt auch pflanzliche Präparate mit Salbeiextrakt. Da Salbei neben dem Pflanzenhormon auch ein ätherisches Öl, das Thujon, enthält, das in höheren Konzentrationen ein Nervengift ist, sollten Sie ein Produkt mit einem geringen Thujongehalt kaufen (z. B. Menosan® Salvia Tabletten).

Wasseranwendungen

Kühler Unterarmguss

Halten Sie immer wieder die Pulsstellen am Handgelenk unter den Wasserhahn mit kühlem Wasser. Dies verschafft eine kleine Abkühlung. Es handelt sich dabei übrigens um eine Maßnahme, die auch bei Erschöpfung und niedrigem Blutdruck eine gute Wirkung zeigt. Sie wird die „Tasse Kaffee des Naturheilkundlers" genannt. Wenn ein Wasserhahn fern ist, so sorgen Sie vor und packen Sie einen in kühlem Wasser getränkten Waschlappen in eine Brotdose oder eine Zipper-Tüte für unterwegs. Alternativ gibt es mittlerweile auch sehr angenehm riechende Erfrischungstücher.

Wechselduschen

Wechselduschen trainieren die Gefäße. Hier eine kurze Info über den korrekten Ablauf: Zwei Minuten warm, danach ganz kurz kalt abbrausen, das Ganze wiederholen (warm, kalt, warm, kalt). Die Reihenfolge ist immer von der Peripherie zum Rumpf:

- Rechtes Bein an der Außenseite aufwärts, an der Innenseite abwärts, linkes Bein ebenso.

- Rechter Arm, von der Hand über die Außenseite nach oben, an der Innenseite abwärts, linker Arm genauso.
- Anschließend den Nacken, kurz das Gesicht, evtl. den Rücken (Vorsicht bei empfindlichen Nieren) und abschließend Brust und Bauch duschen.

Hören Sie mit einer kalten Dusche auf, erwärmen Sie die Haut durch Bewegung und – wenn möglich – bürsten Sie den Körper in gleicher Reihenfolge ab.

Allgemeine Tipps gegen Hitzewallungen

- Für plötzliche, auch nächtliche Hitzewallungen eignet sich ein kleiner **Ventilator** am Bett, den man auf „kalt“ stellen kann.
- Reduzieren Sie, insbesondere dann, wenn Sie unter Hitzewallungen leiden, den Konsum von Alkohol und Kaffee, versuchen Sie, nicht zu rauchen. Trinken Sie wenig Tee, vermeiden Sie sehr heiße und sehr scharfe Speisen.

Schlafstörungen

Wasseranwendungen: Kühle Fußdusche und Wassertreten

Wenn man kalte Füße hat, kann man nicht einschlafen – das ist sogar wissenschaftlich untersucht. Sorgen Sie also nachts für warme Füße, z. B. mit einer Wärmflasche am Fußende.
Wer aktiv etwas für die Fußdurchblutung tun will, kann abends Waden und Füße kurz kühl abduschen und gleich ins warme Bett schlüpfen. Zur besseren Fußdurchblutung können Sie auch regelmäßig Wassertreten in wadenhohem kaltem Wasser.

Achtung: Anwendungen mit kaltem Wasser nur bei warmen Füßen und Beinen durchführen.

Heilpflanzen

Schlaftee mit Melisse, Hopfen und Weißdorn

Ein Schlaftee für Frauen in den Wechseljahren kann gut aus Melissenblättern, Hopfenzapfen und Weißdornkraut bestehen. Die Melisse beruhigt bei nervösen Beschwerden, Hopfen wirkt östrogenartig, und Weißdorn tut dem Herzen gut.

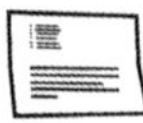

Schlaftee

Hopfenzapfen, Melissenblätter, Weißdornblätter und -kraut zu gleichen Teilen in der Apotheke mischen lassen.

1 flachen TL Teemischung mit 1 Tasse kochendem Wasser (ca. 150 ml) übergießen und bedeckt 5–10 Minuten ziehen lassen, abseihen. 30 Minuten vor dem Schlafengehen eine Tasse trinken.

Kamillentee

Denken Sie auch an die Kamille bei Schlafstörungen oder nervösen Beschwerden. Die Kamille ist eine alte Frauenpflanze. Nicht umsonst hat sie den lateinischen Namen *Matricaria recutita* bzw. *Matricaria chamomilla.* Den Bezug zum Nervensystem sieht man interessanterweise nicht so sehr in der Phytotherapie, sondern bei der Kamille als homöopathischem Mittel. Hier wird sie immer dann eingesetzt, wenn die Nerven blank liegen und der Patient sehr empfindlich und gereizt ist, so z.B. bei zahnenden „unleidlichen“ Kindern oder Frauen, die während der Periode unerträgliche, wehenartige Schmerzen haben, die sie reizbar machen (vgl. Haverland, Kerckhoff 2014).

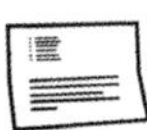

Kamillentee

1 flachen TL Kamillenblüten mit 1 Tasse kochendem Wasser (ca. 150 ml) übergießen und bedeckt 5–10 Minuten ziehen lassen, abseihen. Mehrmals täglich eine Tasse trinken.
Bei manchen Menschen reicht ein Tee aus 3-4 Blütenköpfchen oder ein deutlich kürzer gezogener Tee.

Bitte kaufen Sie Kamillentee stets in der Apotheke. Im freien Handel gibt es immer wieder Verfälschungen mit der ähnlich riechenden Hundskamille, die ein hohes allergisches Potenzial hat, aber keine medizinische Wirkung.

Duftendes Schlafkissen

Wenn Sie den Duft der Kamille mögen, können Sie Kamillenblüten auch mit Hopfenzapfen, Lavendelblüten und angestoßenen Fenchelsamen in ein kleines Baumwollsäckchen geben und als Schlafkissen nutzen. Gut kann man auch noch einige Zirbenspäne dazugeben oder ein Zirbenkissen ebenfalls ins Bett legen.

Alkoholfreies Bier

Alkoholfreies Bier enthält keinen bzw. nur sehr wenig Alkohol, gleichzeitig aber mehr Hopfen als alkoholhaltige Biere. Hopfen ist eine der besten schlaffördernden Pflanzen! Außerdem ist alkoholfreies Bier außerordentlich kalorienarm. Möchte man also nicht komplett auf das abendliche Bierchen oder einen Drink mit Freunden verzichten und nicht zu zuckerhaltigen Schorlen und Softdrinks greifen, so bietet sich hier eine Alternative neben Wasser.

Weitere Tipps

Warme (Hafer) Milch mit Honig oder Datteln

Schlaffördernd wirkt auch ein Glas warme Milch mit Honig. Die vegane Variante: Hafermilch mit Datteln in einen Mixer geben und pürieren, gerne auch mit etwas Zimt und Vanille. Die ayurvedische Variante gibt noch einen Löffel Kurkumapulver dazu. Es gibt Frauen, die davon wie Babys schlafen!

Magnesiumöl-Fußbad

Magnesiumöl-Fußbäder werden eingesetzt bei Muskelkrämpfen, Stress und Schlafstörungen, aber auch bei Herz-Kreislauferkrankungen.
Bei dem Magnesiumöl für die äußere Anwendung handelt es sich um eine gesättigte Salzlödung, die sich jedoch ölig anfühlt. Studien konnten nachweisen, dass das Magnesium über die Haut aufgenommen wird, wenn auch noch nicht ganz klar ist, auf welchem Wege.

Melatonin

Dass wir abends müde werden, wird u. a. durch unseren Hormonhaushalt gesteuert. Verantwortlich dafür ist vor allem das in der Zirbeldrüse oder Epiphyse produzierte Hormon Melatonin, das in der Dunkelheit vermehrt ausgeschüttet wird. Melatonin fördert das Einschlafen ebenso wie den tiefen Schlaf.
Das Hormon, das gerne als „Schlafhormon" bezeichnet wird, hat aber noch viel mehr heilsame Wirkungen: Es wirkt antioxidativ, schützt die Nervenzellen und das Herz, wirkt krebshemmend und schmerzlindernd, um nur einige Eigenschaften zu nennen.

Möchte man die Melatoninausschüttung auf natürlichem Wege fördern, ist es ratsam, seinen Schlaf den äußeren Lichtverhältnissen anzupassen und nicht die Nacht zum Tage zu machen. Falls es nachts aufgrund der Umweltbedingungen nicht richtig dunkel wird, ist eine Augenmaske empfehlenswert.

Bedacht werden muss, dass das von Bildschirmen ausgestrahlte „Blaulicht", auf das unter dem Stichwort „Schlafhygiene" eingegangen wurde, die Melatoninausschüttung unterdrückt. In der Nahrung ist Melatonin in besonderem Maße in Pistazien enthalten – ein Grund mehr, abends Pistazien statt Chips zu knabbern.

Bei Einschlafstörungen können Sie das Nahrungsergänzungsmittel Melatonin B12 eine halbe Stunde vor dem Schlafengehen lutschen, das 1 mg Melatonin und 2,5 µg Vitamin B12 enthält (Dr. Jacob´s). Bei Ein- und Durchschlafstörungen reiben Sie sich Arme und Beine mit Relax Bodylotion (Dr. Jacob´s) ein. Die Kombination von Melatonin, Magnesium und MSM entspannt, entgiftet und fördert das Durchschlafen.

Bitte beachten Sie auch: Vielen Frauen hilft es, wenn sie abends Progesteroncreme auftragen.

Die Behandlung von Beschwerden des Älterwerdens

Wie immer wieder in diesem Bändchen angesprochen, gibt es durch die Wechseljahre bedingte Veränderungen, die anhalten und bei denen es gut ist, vorausschauend den Lebensstil anzupassen und vorzubeugen. Im Vordergrund stehen hier folgende Themen: die Knochengesundheit, die Befeuchtung der Schleimhäute, die Herzgesundheit – und zwar körperlich wie seelisch-emotional. Natürlich ist es auch wichtig, einer Demenz vorzubeugen, das würde im Rahmen dieses Ratgebers jedoch zu weit führen.

„Anti-Osteoporose-Plan"

Die wichtigsten Strategien gegen Osteoporose sind die Ernährung, das Sonnenlicht, Vitamin D und Bewegung.

Kalziumreiche Ernährung – auch pflanzlich!

Es ist sinnvoll, Kalzium mit der Nahrung aufzunehmen. Als besonders kalziumreich gelten folgende pflanzliche Lebensmittel:

- Dunkelgrüne Gemüse: Grünkohl, Brokkoli, Rucola, Spinat
- Kohlrabi, Lauch
- Wildkräuter: Löwenzahn, Vogelmiere, Wegerich
- Kräuter: Kresse, Petersilie, Schnittlauch
- Mandeln, Haselnüsse, Sesam, Amaranth, Leinsamen, Mohn
- Getrocknete Feigen
- Hülsenfrüchte

Die Kalzium-Verwertung kann zusätzlich durch die Einnahme von Nahrungsergänzungsmitteln unterstützt werden, z. B. Aar os aus der Wachstumszone der Eierschale oder Aufbaukalk I und II (Weleda).

Vitamin D

Achten Sie auf eine ausreichende Zufuhr von Vitamin D mit der Nahrung. Als Vitamin D-reich gelten unter den pflanzlichen Lebensmitteln Avocado und Pilze (Champignons).
Ratsam in den dunklen Monaten ist die Aufnahme von Vitamin D als Nahrungsergänzung.

90 % der Bewohner Nordeuropas leiden, das haben Studien gezeigt, an einem Vitamin D-Mangel. Das hat mehrere Gründe. Die Vitamin D-Produktion im Körper ist besonders stark von der Hautfläche abhängig, die direkter Sonneneinstrahlung ausgesetzt ist. In den dunklen Monaten kommt es leicht zu einer Vitamin D-Armut, weil die Sonne weniger scheint, häufiger hinter Wolken verschwindet und wir aufgrund des Wetters seltener draußen sind und oft bis an die Nasenspitze eingepackt, um uns nicht zu erkälten. Hinzu kommt, dass im Alter die Vitamin D-Produktion in der Haut nachlässt.

Bitte lassen Sie vor der Einnahme von Nahrungsergänzungsmitteln erst Ihren Vitaminstatus vom Arzt bestimmen!

Günstig für die Knochen sind vor allem schnelles Gehen, Nordic Walking, Wandern und Joggen. Durch das Laufen kommt es zu einer leichten Erschütterung der Knochen, die den Knochenaufbau in besonderem Maße anregt.
Interessant ist auch die Anschaffung einer Vollspektrumlampe, falls man unter Antriebsschwäche und Winterdepression leidet.

Vitamin D wirkt besser, wenn auch die Versorgung mit Magnesium und Vitamin K2 gewährleistet ist. Bei einer Einnahme von Nahrungsergänzungsmitteln bietet sich also die gleichzeitige Einnahme der drei Substanzen an.
Empfehlungen für einen gesunden Säure-Basen-Kalzium-D3-K2-Haushalt könnten so aussehen:

- Reichlich Gemüse, Kräuter, Obst, Nüsse und Hülsenfrüchte essen.
- Weniger tierische, insbesondere industriell verarbeitete Lebensmittel essen.
- Auf ausreichende Zufuhr von Vitamin D3 und K2 achten.
- Regelmäßig mit Spaß und ohne Leistungsdruck bewegen.
- Phasen der Regeneration schaffen und auf genug tiefen Schlaf und tiefe Bauchatmung achten.

Weitere Informationen zur Osteoporosevorbeugung und der Bedeutung von Vitamin D, Vitamin K2 und Magnesium finden Sie auf der Internetseite von Frau Prof. Gerhard: netzwerk-frauengesundheit.com.

Kraft- und Vibrationstraining

Zusätzlich zur Bewegung an der frischen Luft und am Licht ist für die Knochengesundheit ein gezieltes Krafttraining, zuhause oder im Studio sinnvoll. Für Zuhause eignen sich Übungen mit dem eigenen Körpergewicht („Bodyweight“) oder ein kleines Trampolin – es darf allerdings nicht das billigste sein, sondern muss eine Gummiaufhängung haben, sonst kommt es zu einer zu starken Erschütterung und feinen Rissen im Knochen.

Trockenheit von Haut und Schleimhäuten

Grundsätzliche Empfehlungen

Auch wenn es sich selbstverständlich anhört, möchten wir Sie anregen, ausreichend zu trinken. Trinken Sie möglichst 2 Liter täglich, bevorzugt Wasser und Kräutertees. Kräutertees haben den Vorteil, dass sie nach etwas schmecken, ohne den Blutzucker in die Höhe zu treiben (wie Säfte). Zudem wirken fast alle Kräutertees basisch.

Versuchen Sie, trockene Haut und Schleimhäute von innen zu behandeln, indem Sie genügend ungesättigte Fettsäuren zu sich nehmen. Neben dem täglichen Esslöffel Leinöl besorgen Sie sich geprüfte Nahrungsergänzungen mit Fischöl oder Krillöl oder Algenöl. Sie enthalten die besonderen Fettsäuren DHA und EPA, die unser Körper nicht aus pflanzlichen Ölen selber bilden kann.

Tägliche Körperpflege

Wir können und sollten jeden Tag ein wenig Zeit der Körperpflege widmen, insbesondere den Organen, die durch die Wechseljahre betroffen sind.

Als kleines Morgenritual möchten wir Ihnen vorschlagen:

- Trockenbürsten vor dem Duschen
- Ölziehen unter der Dusche (oder später beim Räumen – so machen es z. B. Autorin und Verlegerin)
- Nach oder vor dem Duschen: Nasenöl, Nasendusche, Augenbad

Sie benötigen dafür 10–15 Minuten länger als für die bisherige Morgentoilette – es lohnt sich aber und kommt Ihrem Wohlbefinden und nicht zuletzt Ihrem Aussehen zugute.

Trockenbürsten

Trockenbürsten fördert die Durchblutung der Haut und steigert die Lymphzirkulation. Die Hautatmung und damit die Ausscheidung über die Haut werden verbessert.
Bürsten Sie den Körper, am besten morgens vor dem Waschen oder Duschen, mit einer hochwertigen Bürste (Bioladen, Drogeriemarkt). Bürsten Sie immer von außen nach innen, also von der Peripherie zum Rumpf, außerdem von herzfern nach herznah. Beim rechten Fuß beginnen und langsam zunächst außen, später innen, in langen Strichen mit leichtem Druck vom Fuß über den Unterschenkel bis zum Gesäß bürsten. Mit dem linken Bein wiederholen. Dann wird in Kreisen das Gesäß gebürstet.
Anschließend wird der rechte Arm, wieder von der Hand über den Unterarm und den Oberarm zur Schulter gebürstet, das Gleiche mit dem linken Arm. Brust und Nacken werden wieder in kleinen Kreisen gebürstet.

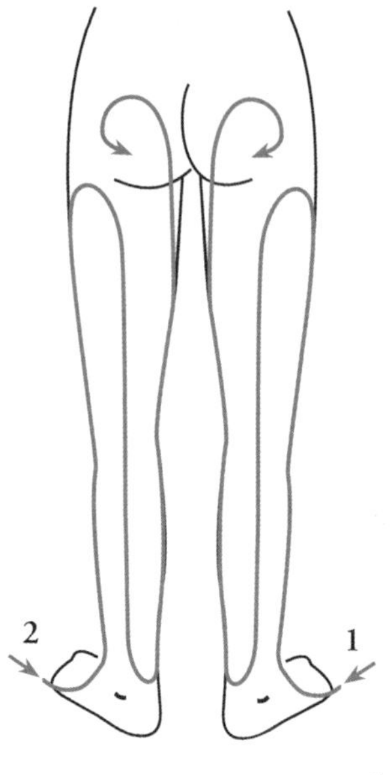

Strichrichtung beim Bürsten der Beine

Nach dem Bürsten bieten sich Wechselduschen oder warme Duschen an, mit einer kalten Brause aufhören. Duschen Sie dabei auch ruhig ab und zu Gesicht, Mundhöhle, Achseln oder Leisten – das wirkt besonders stimulierend.
Reiben Sie sich anschließend mit einer erfrischenden Körperlotion ein.

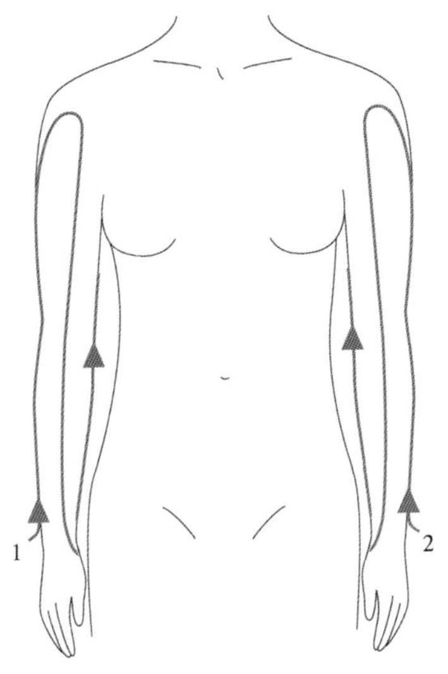

Strichrichtung beim Bürsten der Arme

Ölziehen

Das Ölziehen ist eine gute Gewohnheit vor allem in den Wintermonaten, da es die Mundgesundheit verbessert und Erkältungen und Atemwegsinfekten vorbeugt. Ölziehen befeuchtet und „schmiert" die Mundschleimhaut.
Vermutlich bindet das Öl zunächst fettlösliche Gifte, später dann, wenn es durch das „Ziehen" emulgiert ist, auch wasserlösliche Substanzen. Traditionell wird Sonnenblumenöl verwendet,

alternativ geht Sesamöl (besonders kalziumreich) oder Kokosöl (besonders angenehmer Geschmack).

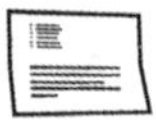

Ölziehen

Morgens auf nüchternen Magen 1 TL bis 1 EL Öl mit geschlossenem Mund für ca. 5–15 Minuten im Mund bewegen und durch die Zähne ziehen. Danach ausspucken (Toilette) und gut ausspülen.

Ein kleiner Tipp: Geben Sie einige Tropfen ätherisches Öl in das Öl, dann schmeckt es noch besser. Die Apothekerin Gisela Hillert empfiehlt auf 100 ml Sesamöl 5 Tropfen ätherisches Zitronenöl und 3 Tropfen ätherisches Niaouliöl.

Unter Umständen sollte man mit dieser Maßnahme zurückhaltend sein, wenn bekannt ist, dass Plomben oder Inlays locker sind, damit sie nicht von dem Öl weiter gelockert werden.

Nasenöl, Nasendusche

Auch die Schleimhäute der Nase können gepflegt werden. Dafür je einen Tropfen Sesamöl in die Nasenlöcher geben und einmassieren.

Unterstützt werden kann die Nasenpflege durch ein Spülen der Nasengänge mit Salzwasser. Für eine isotonische Salzlösung, die der Konzentration der Körperflüssigkeit entspricht, lösen Sie ⅓ Teelöffel Salz in ¼ Liter warmem Wasser. Lösen Sie das Salz zunächst in etwas heißem Wasser und füllen Sie dann mit kühlem Wasser auf.

Pflege der trockenen Mundschleimhaut

Zur Pflege der empfindlichen Mundschleimhaut bieten sich mehrere Maßnahmen an. Wählen Sie selbst aus, was Ihnen bekommt und guttut.

- Auf den letzten Seiten wurde bereits das Ölziehen beschrieben, das wir grundsätzlich im Winter empfehlen, in besonderem Maße aber bei einer trockenen Mundschleimhaut (und dann auch im Sommer). Man kann etwas Sanddornfruchtfleischöl unter das Basisöl mischen (nicht zu verwechseln mit Sanddorn Pflegeöl, das Kernöl, kein Fruchtfleischöl enthält). Sanddornfruchtfleischöl in Bioqualität gibt es von verschiedenen Anbietern. **Achtung**: Das tiefrote Öl färbt stark!

- Auch Nasendusche und Nasenöl sind besonders ratsam, wenn man unter der Trockenheit der Schleimhäute in Mund und Rachenraum leidet.
- Lutschen Sie zuckerfreie Bonbons oder kauen Sie Kaugummi, um die Speichelproduktion anzuregen.
- Essen Sie naturbelassenen, möglichst frischen Joghurt. Er kühlt und pflegt die Schleimhaut über eine Normalisierung des ph-Wertes.
- Trinken Sie Malventee. In den Blättern und Blüten finden sich Schleimstoffe, die traditionell bei Husten genutzt werden, aber auch bei leichten Entzündungen im Mund- und Rachenraum sowie im Magen-Darmtrakt.

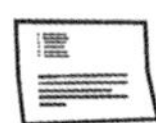

Malventee wird traditionell als Kaltauszug zubereitet: Übergießen Sie 1 TL Malvenblüten und -blätter mit 1 großen Tasse kaltem Wasser und lassen sie 1–2 Stunden unter gelegentlichem Rühren ziehen. Abseihen und schluckweise trinken.

Augenbad und Gesichtsguss bei trockenen Augen

Zur Pflege der Augen können Sie ein Augenbad durchführen: Das Gesicht in eine Schüssel mit kaltem oder leicht erwärmtem Wasser eintauchen, die Augen öffnen und ein wenig blinzeln. Ein Gesichtsguss wird mit einem drucklosen Wasserstrahl durchgeführt, also z. B. mit dem Duschschlauch ohne den Duschkopf.

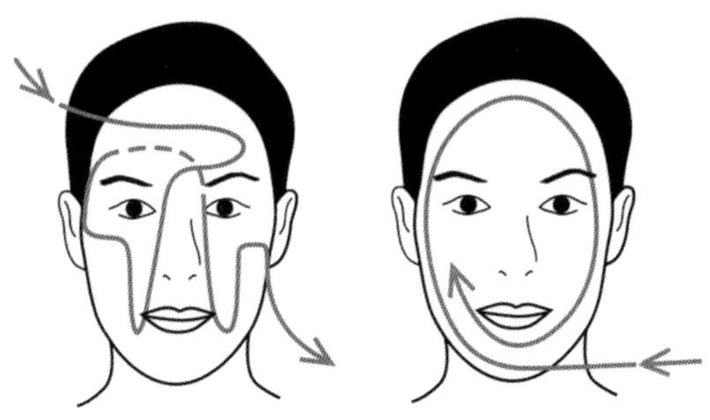

Gesichtsguss

Beugen Sie sich über die Badewanne und schließen Sie die Augen. Beginnen Sie an der rechten Stirnseite, von dort quer über die Stirn, dann senkrechte Gießungen neben der Nase rechts beginnend zu den Wangenknochen hin, links wiederholen. Halten Sie den Strahl für ein paar Sekunden auf die geschlossenen Augen. Zum Abschluss das Gesicht umkreisen. Während der Anwendung regelmäßig weiteratmen. Nach dem Guss leicht abtrocknen.

Pflege der trockenen Vaginalschleimhaut

Zur täglichen Pflege der trockenen Vaginalschleimhaut bieten sich verschiedene Maßnahmen an:

- Massieren Sie den Scheidenbereich und den Damm mit Weizenkeimöl ein.
- Es gibt speziell gegen Scheidentrockenheit einen Sanddornextrakt (Femisanit®). Das Präparat wird in Form von (veganen) Kapseln eingenommen, für die äußerliche Anwendung gibt es eine Imtimcreme, die neben Sanddornextrakt noch Lecitin, Hyaluronsäure, Milchsäure und Rosmarinöl enthält.

> In mehreren Studien mit Sanddornextrakten konnten die positiven Wirkungen auf die Haut und die Schleimhäute gezeigt werden, auch auf das trockene Auge.

Daneben wurden Wirkungen auf das Immunsystem beschrieben, eine Normalisierung der Blutfette und Reduzierung des Herzinfarkt-Risikos.

– Viele Frauen behelfen sich mit Befeuchtungsgels. Das ist auf der gereizten und ausgetrockneten Schleimhaut im Notfall zur Erleichterung des Geschlechtsverkehrs möglich. Viel besser ist es aber, mit einer fetthaltigen Creme, die durch antientzündlich wirkende Pflanzenextrakte einen Zusatznutzen bringt, zu behandeln. Aus demselben Grund sind zu Anfang auch milchsäurehaltige Cremes oder Zäpfchen nicht sinnvoll und können zu Schmerzen führen. Es lohnt sich immer, die Zusatzstoffe anzusehen, die unter Umständen zu Reizungen führen können.

Die Tabelle zeigt einige empfehlenswerte Präparate, bei denen die Schleimhautpflege durch Heilpflanzen im Vordergrund steht.

Inhaltsstoffe	**Name (Firma)**
Sanddornextrakt, Rosmarin	Femisanit® Intimcreme (Biokanol)
Aloe vera	Multi Gyn® Liquigel (Ardo medical GmbH)

Calendula	Sagella® Vaginalcreme (Sagella)
Ringelblume, Sonnenhut	Majorana® Vaginalgel (WALA)
Hamamelis	Remifemin® Feuchtcreme (Schaper und Brümmer)
Hopfen	Gynomunal® Vaginalgel (Taurus)

– Verwenden Sie beim Geschlechtsverkehr Gleitmittel, dies schont die Schleimhaut. Es gibt zahlreiche Präparate mit und ohne Zusätze. Erkundigen Sie sich am besten in der Apotheke. Der Berliner Sexshop „Other nature" ist übrigens der einzige vegane Sexshop in Deutschland. Er vertreibt diverse Gleitgele auf Basis von Aloe vera, pflanzlichen Ölen, spezielle Gele, die auch die Vaginalflora wieder aufbauen (www.othernature.de).

Achtung: Wenn Sie die Scheide mit fetten Ölen pflegen, dann greift dies Latex an, so dass eine Verhütung mit Kondomen nicht mehr sicher ist.

– Sheabutter ist eine Nussbutter, die aus Afrika stammt und besonders viel Feuchtigkeit zuführt und hautverträglich ist. Beziehen Sie auf jeden Fall unraffinierte Sheabutter, da in der raffinierten Sheabutter die wertvollen Inhaltsstoffe nicht mehr erhalten sind. Geben Sie 1 TL Sheabutter in eine saubere kleine Plastikwanne mit warmem Wasser, machen Sie darin 10 Minuten lang ein Sitzbad.

- Nehmen Sie Granatapfelsamenöl ein, z. B. Delima als Kapseln. Alternativ steht es auch als Vaginalzäpfchen zur Verfügung.
- Colostrum, die Vormilch von Kühen, kann als Kapseln eingenommen oder flüssig als Intimlotion angewendet werden.
- Bei starken Beschwerden ist eine lokale Östrogentherapie mit bioidentischem Östriol sinnvoll. Es wirkt lokal besser als systemisch und darf auch nach Brustkrebs benutzt werden.

Herz-Kreislauferkrankungen

Die Risikofaktoren, die zu Herz-Kreislauferkrankungen führen, legen nahe, den Lebensstil in und nach den Wechseljahren nicht nur „hormon- und knochenfreundlich" auszurichten, sondern auch „herz-kreislauffreundlich". Man weiß heute zum Beispiel, dass zur Vorbeugung, aber auch für den Verlauf von Herz-Kreislauferkrankungen nicht nur der Lebensstil von Bedeutung ist, sondern auch das Gefühl, mit anderen Menschen liebevoll verbunden zu sein und soziale Beziehungen zu pflegen. Isolation und Einsamkeit machen krank, vor allem herzkrank. Auf das Broken-Heart-Syndrom wurde bereits eingegangen. Dies bedeutet aber auch: Wenn Sie unter starkem Stress stehen oder ein Ereignis Sie erschüttert, dann suchen Sie sich Hilfe! Und auch für den ganzen normalen „Wechsel" gilt: Lassen Sie sich begleiten. Suchen Sie andere Frauen, denen es ähnlich geht.

Weitere Elemente eines herzgesunden Lebensstils sind:

- Vegane Kost und mediterrane Vollwertkost
- Die 9 „Superfoods" für die Herzgesundheit sind Rote Bete-Saft, dunkle Schokolade, Tofu, Grüner Tee, Malventee, Pistazien, Blattgemüse, Olivenöl (fruchtig) und Omega-3-Fettsäuren (Leinöl, Walnüsse).
- Statt Fisch in der Nahrung sind schwermetallgeprüfte Fisch- und Algenöle empfehlenswert.
- Denken Sie an den Weißdorn als Heilpflanze, die das Herz schützt und pflegt. Sinnvoll ist die Anwendung als Fertigpräparat (z. B.

Crataegutt® novo 450) oder in Form des anthroposophischen Präparates Crataegus comp. (Weleda). Sie können Weißdorn (Blüten und Kraut) auch in Teemischungen verwenden.

Ausführliche Informationen gibt es in einem Ratgeber aus dem KVC Verlag.

A. Paul, A. Michalsen: Natürlich herzgesund. Essen: KVC 2008

Der „12-Punkte-Wechseljahresfahrplan"

Im folgenden 12-Punkte-Fahrplan für die Wechseljahre können Sie die wichtigsten Maßnahmen noch einmal auf einen Blick sehen – gerne als Kopiervorlage, um dann anzukreuzen, was man im Tagesablauf bereits erledigt hat.

		Mo	Di	Mo	Do	Fr	Sa	So
1	Trockenbürsten							
2	Kalte Dusche							
3	Ölziehen							
4	Nasendusche, Nasenöl							
5	Pflege Vaginalschleimhaut							
6	1–2 TL Leinöl /Leinsamen einnehmen							
7	2 Portionen Gemüse							
8	1 Portion Obst							
9	Nahrungsergänzung nach Bedarf							
10	2 x innerlich aufrichten							
11	30 Minuten Bewegung							
12	15 Minuten Entspannung							

Schlusswort

Für uns – Autorinnen und Verlegerin – war dies ein besonders schönes Buchprojekt. Denn zwei von uns stecken mitten in den Wechseljahren. So konnten wir, jetzt oder früher, die meisten Anwendungen in aller Ruhe selber ausprobieren und uns dabei immer wieder fragen: Was hilft? Was ist angenehm? Was ist machbar?

Sie haben es sicherlich deutlich gemerkt: Wir möchten Sie ermutigen, dem neuen Lebensabschnitt beherzt und gelassen zu begegnen, sich selbst etwas mehr Fürsorge zu gönnen und nach und nach den Lebensstil etwas zu korrigieren.

Diese Lebensstiländerung ist – und das ist die gute Nachricht – nicht nur bei Wechseljahresbeschwerden ratsam. Ob es die pflanzenbasierte, mediterrane Kost ist, ausreichende Bewegung an frischer Luft und Sonne, regelmäßige Momente des Rückzugs und der Besinnung, die Sanierung der Darmflora, die Körperpflege mit Trockenbürsten und Ölziehen – all das bekommt nicht nur Frauen im Wechsel gut, sondern auch ihren Männern (in der Midlife-Crisis und danach), Alten und Jungen. Gesunde profitieren davon ebenso wie Menschen mit chronischen Erkrankungen, für die diese Basisempfehlungen in besonderem Maße gelten. Es kann also gut sein, dass durch genau diese Lebensstilmodifikation der Blutdruck sinkt, die Schuppenflechte besser wird, die Schilddrüse sich beruhigt oder die Heuschnupfenattacken nicht mehr ganz so schlimm ausfallen.

Mit anderen Worten: Wenn Sie, veranlasst durch die eigenen Wechseljahre, zuhause neue Gerichte auf den Tisch bringen oder neue Aktivitäten in Sachen Bewegung, Entspannung oder soziales Leben umsetzen, so ist dies kein „Ego-Trip" einer alternden Frau bei der Selbstfindung, sondern letztendlich ein Schritt in die richtige Richtung für Ihr gesamtes Umfeld!

Dass die Lebensfreude dabei der eigentliche Motor sein sollte und der Genuss nicht zu kurz kommt, versteht sich von selbst.

Wir freuen uns, dass Sie dieses Büchlein gekauft haben und möchten Sie anregen, es auch Ihren Freundinnen zu schenken. Der Erlös aus den Büchern fließt in die Arbeit von Carstens-Stiftung : Natur und Medizin. So tun Sie auch noch ein gutes Werk! Und auch das bekommt letztendlich der Gesundheit!

Literaturtipps

Susanne Bihlmaier: Tomatenrot + Drachengrün: 3x täglich: Das Beste aus Ost und West – antikrebs-aktiv und abwehrstark. Weil der Stadt: Hädecke 2018

Heide Fischer: Ab 40 – gesund und munter durch hormonelle Turbulenzen. Stuttgart: Nymphenburger 2016

Ingrid Gerhard: Das Frauengesundheitsbuch: Wo Naturheilverfahren wirken, wann Schulmedizin nötig ist. Stuttgart: Trias 2014

Ingrid Gerhard, Natascha von Ganski: Die neue Pflanzenheilkunde für Frauen. München: ZS 2012

Ingrid Gerhard: Myome selbst heilen: Richtig ernähren – die natürliche Alternative zu Pillen und OPs. Murnau: Mankau 2018

Gisela Hillert: Ätherische Öle. Duftende Begleiter für Gesundheit und Wohlbefinden. Essen: KVC 2018

Jon Kabat-Zinn, Ulrike Kesper-Grossman: Die heilende Kraft der Achtsamkeit, mit Doppel-CD. Freiburg: Arbor 2009

Annette Kerckhoff, Sieglinde Werner: Sanfte Hausmittel für Frauen. Berlin: Springer 2018

Rina Nissim: Wechseljahre Wechselzeit. Ein naturheilkundliches Handbuch. Berlin: Orlanda Frauenverlag 2014

Studien und Quellen

Burgerstein U, Schurgast H: Handbuch Nährstoffe. Stuttgart: Trias 2018

Bartl R: Osteoporose. Prävention, Diagnostik, Therapie. Stuttgart: Thieme 2010

Brooks JD, Ward WE, Lewis JE et al.: Supplementation with flaxseed alters estrogen metabolism in postmenopausal women to a greater extent than does supplementation with an equal amount of soy. Am J Clin Nutr. 2004; 79 (2): 318–325

Bühring U: Praxis-Lehrbuch der modernen Heilpflanzenkunde. Stuttgart: Sonntag; 2009.

Dittmar FW, Loch EG, Wiesenauer M: Naturheilverfahren in der Frauenheilkunde und Geburtshilfe. Stuttgart: Hippokrates 2002

Egarter C: Update zu Isoflavonen in der Menopause. J Gynäkol Endokrinol. 2018; 28 (2): 48–52

Elmadfa I, Muskat E, Fritzsche D: Die große GU Nährwert Kalorien Tabelle. München: Gräfe und Unzer 2016/2017

Feministisches Frauengesundheitszentrum e. V.: Wechseljahre – Praktische Begleitung für diese Lebensphase. Berlin: Eigenverlag 2016

Frank T: Abnehmkur mit Apfelessig. Analyse der gewichtsreduzierenden Wirkung des Apfelessigs auf Übergewicht. Studienarbeit an der Hochschule für Gesundheit & Sport Technik & Kunst, Kurs: Diätetik im internationalen Vergleich. SS 2015 (unveröffentlicht)

Gerhard I: Progesteron, das Hormon der Weisheit, richtig einsetzen. www.netzwerk-frauengesundheit.com/progesteron-das-hormon-der-weisheit-richtig-einsetzen [Stand: 16.7.2018]

Gerhard I: Mit Pflanzenkraft gegen Wechseljahresbeschwerden. www.netzwerk-frauengesundheit.com/mit-pflanzenkraft-gegen-wechseljahresbeschwerde [Stand: 16.7.2018]

Howes JB, Bray K, Lorenz L et al.: The effects of dietary supplementation with isoflavones from red clover on cognitive function in postmenopausal women. Climacteric. 2004; 7 (1): 70–77

Huber R, Michalsen A (Hrsg.): Checkliste Komplementärmedizin. Stuttgart: Haug 2014

Jacob LM: Dr. Jacobs Weg des genussvollen Verzichts: Die effektivsten Maßnahmen zur Prävention und Therapie von Zivilisationskrankheiten. Heidesheim am Rhein: Nutricamedia 2013

Jahn E: Einmal mehr: Renaissance der Hormonersatztherapie. Gynäkologie+ Geburtshilfe. 2018; 23 (1): 40–41

Kraft K, Stange R (Hrsg.): Lehrbuch Naturheilverfahren. Stuttgart: Hippokrates; 2010

Kronenberg F: Complementary and Alternative Medicine for Menopausal Symptoms: A Review of Randomized, Controlled Trials. Ann Intern Med. 2002; 137: 805–813

Manson JE, Aragaki AK, Rossouw JE et al for the WHI Investigators: Menopausal Hormone Therapy and Long-term All-Cause and Cause-Specific MortalityThe Women's Health Initiative Randomized Trials. JAMA. 2017; 318 (10): 927–938.

Nahas P, Nahas NJ, De Luca L et al.: Benefits of soy germ isoflavones in postmenopausal women with contraindication for conventional hormone replacement therapy. Maturitas. 2004; 48 (4): 372–380

Nellessen A: In Topform durch die Wechseljahre. Der vegane Gesundheits- und Ernährungsberater. Aschaffenburg: HERBA Press 2016

Reinhard-Hennch B: Phyto-Östrogene in der Postmenopause. Erfahrungsheilkunde. 2002; 3: 166–171

Schüler B: Trockene Augen. Naturheilkundliche Selbsthilfe. Essen: KVC 2018

Watzl B, Leitzmann C: Bioaktive Substanzen in Lebensmitteln. Stuttgart: Hippokrates 2005

Weitere Literatur bei den Autorinnen.

Die Autorinnen

Prof. Dr. Ingrid Gerhard ist Fachärztin für Frauenheilkunde mit Spezialisierungen in Naturheilkunde und Umweltmedizin. Sie war bis 2002 Professorin an der Universitätsfrauenklinik Heidelberg, wo sie die Ambulanz für Naturheilkunde gründete und leitete. 1982 war sie die bundesweit zweite Frau, die sich im Fach Frauenheilkunde habilitierte. Seit 2002 arbeitet Ingrid Gerhard als Dozentin und freie Autorin. Ihre Veröffentlichungen umfassen Lehrbücher und laienverständliche Handbücher zur integrativen Gynäkologie und Geburtshilfe sowie zur Gesundheitsvorsorge von Frauen. Über ihre Internetseite netzwerk-frauengesundheit.com gibt Ingrid Gerhard ihren reichen Erfahrungsschatz an Interessierte weiter.

Dr. Annette Kerckhoff, BSc Komplementärmedizin und European Master of Health Promotion, Lehrbeauftragte für naturheilkundliche Selbsthilfestrategien, Phytotherapie und Medizingeschichte, ist seit fast zwei Jahrzehnten auf die laienverständliche Vermittlung von Gesundheitswissen und Selbsthilfemaßnahmen spezialisiert. Sie hat zahlreiche Ratgeber und Patienteninformationen geschrieben und arbeitet als Autorin für Natur und Medizin e. V.

Die Buchreihe *Was tun bei …* im KVC Verlag

Alkoholabhängigkeit – Homöopathie und Komplementärmedizin

Bluthochdruck – Mind-Body-Medizin und Naturheilkunde

Colitis ulcerosa und Morbus Crohn – Naturheilkunde und Integrative Medizin

Demenz – Vorbeugung und Selbsthilfe

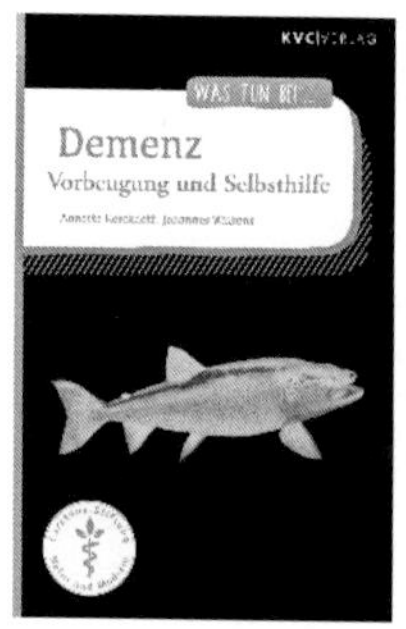

Depression – Homöopathie und Komplementärmedizin

Diagnose Krebs – Homöopathie und Schüßler Salze

Endometriose – Homöopathie und Naturheilkunde

Grauer Star und Altersweitsichtigkeit

Grippe und Infekte – Vorbeugung und Selbsthilfe

Heilfasten

Heuschnupfen – Homöopahtie und Naturheilkunde

Kopfschmerzen von Kindern

Mittelohrentzündung – Homöopathie und Naturheilkunde

Nagelpilz – Selbsthilfe und Naturheilkunde

Nasennebenhöhlenentzündung – Naturheilkunde und Homöopathie

Osteoporose – Vorbeugung und Selbsthilfe

Parkinson – Selbsthilfe und Komplementärmedizin

Prüfungsangst – Selbsthilfe und Naturheilkunde

Raucherentwöhnung

Rheuma – Naturheilkundliche Therapie

Schlafstörungen – Selbsthilfe und Schlaftypen

Schlaganfall – Vorbeugung und Nachbehandlung

Trockene Augen – Naturheilkundliche Selbsthilfe

Krebs und therapiebedingte Nebenwirkungen – Selbsthilfestrategien und wertvolle Tipps

Wechseljahresbeschwerden

Wundheilung nach Operationen

Carstens-Stiftung : Natur und Medizin
Erforschen. Erklären. Erleben

Ob Pflanzenheilkunde, Homöopathie oder Blutegeltherapie – die Komplementärmedizin ist sehr vielseitig.

Wichtig ist die Frage, welches Therapieverfahren bei welchen Krankheiten helfen kann. Antworten zur Komplementärmedizin gibt die Carstens-Stiftung : Natur und Medizin. Die Stiftung mit Sitz in Essen setzt sich seit über dreißig Jahren dafür ein, dass Naturheilkunde und Homöopathie in der Medizin stärker verankert werden.

Die Carstens-Stiftung : Natur und Medizin ist auf Ihre Unterstützung angewiesen: Werden Sie Mitglied, spenden Sie für die Komplementärmedizin, empfehlen Sie uns weiter!

Auftrag der Stiftung ist es, Forschungsarbeiten zu veröffentlichen und die Ergebnisse verständlich aufzubereiten: Mit der Gründung des KVC Verlages im Jahr 1998 wurde dafür ein individuelles Profil geschaffen.

Mit Ihren Spenden fördern wir Forschung, beziehen Stellung und beraten Patienten unabhängig.